Saloni Sinha
H. Murali Rao
B. S. Keshava Prasad

Endodontia geriátrica

Saloni Sinha
H. Murali Rao
B. S. Keshava Prasad

Endodontia geriátrica

Alívio da dor em idosos

ScienciaScripts

Imprint
Any brand names and product names mentioned in this book are subject to trademark, brand or patent protection and are trademarks or registered trademarks of their respective holders. The use of brand names, product names, common names, trade names, product descriptions etc. even without a particular marking in this work is in no way to be construed to mean that such names may be regarded as unrestricted in respect of trademark and brand protection legislation and could thus be used by anyone.

Cover image: www.ingimage.com

This book is a translation from the original published under ISBN 978-620-8-17217-6.

Publisher:
Sciencia Scripts
is a trademark of
Dodo Books Indian Ocean Ltd. and OmniScriptum S.R.L publishing group

120 High Road, East Finchley, London, N2 9ED, United Kingdom
Str. Armeneasca 28/1, office 1, Chisinau MD-2012, Republic of Moldova, Europe
Printed at: see last page
ISBN: 978-620-8-28162-5

Resumo

A endodontia geriátrica, um domínio especializado da medicina dentária, aborda os desafios únicos colocados pelo envelhecimento no contexto do tratamento endodôntico. À medida que a população mundial envelhece, a procura de cuidados endodônticos entre os indivíduos mais velhos tem aumentado significativamente. Este resumo não estruturado fornece uma visão geral concisa das principais considerações em endodontia geriátrica.

O envelhecimento introduz uma série de alterações na saúde oral, desde a morfologia dentária alterada até ao aumento da prevalência de doenças sistémicas. O sucesso dos resultados depende de uma compreensão completa destas alterações relacionadas com a idade.

A intersecção da saúde oral e sistémica é um aspeto fundamental da endodontia geriátrica. Os endodontistas têm de colaborar com os prestadores de cuidados de saúde para navegar nestas paisagens médicas intrincadas, assegurando uma abordagem abrangente que considere as implicações orais e sistémicas.

A precisão do diagnóstico é fundamental na endodontia geriátrica. As tecnologias de imagiologia avançadas, incluindo a tomografia computorizada de feixe cónico (CBCT), desempenham um papel crucial na avaliação das complexidades dos canais radiculares e na identificação de variações relacionadas com a idade. As ferramentas de ampliação e iluminação ajudam a navegar em sistemas intrincados de canais radiculares, contribuindo para melhores resultados de tratamento.

O controlo da dor surge como um foco crítico na endodontia geriátrica, dada a sensibilidade acrescida dos pacientes mais velhos. Estratégias personalizadas de controlo da dor, associadas a uma comunicação eficaz, são fundamentais para criar uma experiência positiva para o doente e garantir o cumprimento dos planos de tratamento.

A preservação da dentição natural é um objetivo central na endodontia geriátrica. As intervenções endodônticas contribuem para a manutenção da oclusão funcional e para a prevenção de novas perdas dentárias. Os clínicos devem pesar os benefícios do tratamento endodôntico contra os potenciais desafios, dando prioridade ao bem-estar geral dos pacientes idosos.

Em conclusão, a endodontia geriátrica requer uma compreensão abrangente das alterações relacionadas com a idade, colaboração interdisciplinar e uma abordagem centrada no paciente. Ao navegar pelas complexidades dos casos geriátricos com precisão e empatia, os profissionais de endodontia contribuem para melhorar os resultados da saúde oral numa população envelhecida.

Índice

INTRODUÇÃO

O envelhecimento é um processo natural. A velhice deve ser considerada como um fenómeno biológico normal e inevitável (1). A idade cronológica refere-se à idade medida pelo tempo de calendário desde o nascimento, enquanto a idade funcional ou fisiológica se baseia nas capacidades de desempenho. A boca é referida como um espelho da saúde geral, reforçando que a saúde oral é parte integrante da saúde geral. (2) Os gerontologistas dividiram o estudo da população idosa em várias categorias com base na idade cronológica:

- Novo-velho (55-64 anos)
- Jovem idoso (65-74 anos)
- Idade média (75-84 anos)
- Idoso (85 anos ou mais)

A capacidade funcional deve ser o padrão que diferencia a capacidade de um indivíduo para manter a atividade(3). Atualmente, a boa saúde oral é gradualmente reconhecida como parte integrante do quadro geral dos cuidados de saúde que ajuda a garantir o bem-estar. Uma saúde oral deficiente reflecte-se como um fator de risco para uma saúde geral deficiente. (4) A medicina dentária geriátrica (gerodontologia) é a área da medicina dentária que estuda os problemas dentários, o seu diagnóstico e as soluções para os idosos. Como membro-chave da equipa de prestação de cuidados de saúde, também no domínio da medicina dentária, a medicina dentária geriátrica e a endodontia geriátrica ganham mais importância devido ao número crescente da população idosa com mais de 65 anos, sendo que os idosos com mais de 80 anos estão a tornar-se um novo grupo e a ser visados como uma segunda categoria em geriatria e, além disso, os centenários. Mais pacientes geriátricos estão a procurar terapia endodôntica nas clínicas. Esta é uma boa notícia para a profissão, mas significa que teremos de enfrentar canais mais calcificados, casos mais desafiantes, necessitaremos de mais competências, aptidões, formação especial, paciência, tolerância, empatia e enfrentaremos mais stress nas clínicas. Alguns pacientes geriátricos apresentam graves perturbações sistémicas, problemas de comunicação, doença de Alzheimer e Parkinson, demência, ansiedade, problemas de cooperação e deficiências, para além dos problemas técnicos nos canais radiculares em que podemos estar envolvidos durante a nossa prática diária.

A endodontia tem sido sucessivamente efectuada em pacientes com idades compreendidas entre os 2 anos e os 96 anos. Por outras palavras, desde o primeiro dia em que os dentes aparecem na cavidade oral até ao último dia da vida humana. A endodontia é menos traumática do que a extração em pacientes idosos. Os pacientes mais velhos não são frágeis ao toque. Apenas necessitam de mais cuidados e competência para trabalhar com eles.

Os conhecimentos teóricos aprofundados, as competências clínicas e a gestão comportamental são a chave para uma gestão bem sucedida dos utentes que procuram cuidados, especialmente os doentes idosos.

Alguns médicos dentistas têm uma ideia errada do mau prognóstico da terapia de canal em pacientes idosos devido a factores como dificuldades técnicas, limitações físicas e cognitivas e desinteresse na preservação dos seus dentes naturais.

As considerações endodônticas são semelhantes em muitos aspectos nos pacientes idosos e nos pacientes mais jovens, mas existem muitos desafios decorrentes das diferenças biológicas, médicas e psicológicas em comparação com os pacientes mais jovens. Tecnicamente, os pacientes idosos têm um sistema de espaço pulpar obliterado, o canal radicular é normalmente estreito, embora a negociação possa ser difícil. Os desafios técnicos têm de ser ultrapassados em dentes biológicos antigos com morfologia modificada da câmara pulpar e do sistema de canais radiculares. Estabelecer o percurso de deslizamento e o comprimento de trabalho correto é o primeiro passo para completar a moldagem e limpeza extensivas do sistema de canais radiculares. É obrigatória uma irrigação abundante para desinfetar as paredes do canal radicular. (5)

DEFINIÇÕES

A geriatria é o ramo da medicina que se concentra na promoção da saúde, na prevenção e no tratamento da doença e da incapacidade na velhice. O termo em si pode ser distinguido da gerontologia, que é o estudo do próprio processo de envelhecimento.

O termo vem do grego geron que significa "velho" e iatros que significa "curandeiro" e foi proposto em 1909 pelo Dr. Ignatz Leo Nascher.

A medicina dentária geriátrica ou gerodontia é a prestação de cuidados dentários a adultos mais velhos, envolvendo o diagnóstico, a prevenção e o tratamento de problemas associados ao envelhecimento normal e a doenças relacionadas com a idade, no âmbito de uma equipa interdisciplinar com outros profissionais de saúde.

DEMOGRAFIA E UTILIZAÇÃO DE CUIDADOS DE SAÚDE ORAL POR ADULTOS MAIS VELHOS

A saúde oral é uma preocupação importante para todos os grupos etários na Índia. Tem múltiplas dimensões que incluem aspectos psicológicos, físicos, sociais e emocionais que influenciam a saúde e o bem-estar geral. As doenças orais desenvolvem-se durante um longo período de tempo e são, na sua maioria, irreversíveis. Apesar de serem evitáveis, a prevalência das doenças orais é relativamente mais elevada do que a de outras doenças físicas entre os adultos mais velhos. Além disso, as doenças não transmissíveis (DNT), a fragilidade e a deterioração da cognição são algumas das condições que afectam maioritariamente as actividades da vida diária (AVD), incluindo a manutenção da higiene oral, neste grupo. O Global Burden of Diseases, Injuries and Risk Fator Studies, 2019 relatou que mais de 280 milhões de pessoas com idade ≥70 anos tinham várias morbidades orais. Com relação a isso, a trajetória da Índia para condições orais e anos de vida ajustados por incapacidade (DALY) associados pode ser bastante alta, o que foi documentado em pesquisas anteriores. Condições orais comuns, como cáries dentárias, dentes dolorosos, dentes partidos ou em falta, dificultam a mastigação, resultando numa digestão e absorção de nutrientes inadequadas.

A saúde oral não é apenas negligenciada a nível individual, mas também nos programas de saúde, nas políticas e nos seguros de saúde, o que pode ter um impacto grave na concretização da Cobertura Universal de Saúde (CUS).19 A prática individual em clínicas continua a ser mais proeminente na Índia, amplamente orientada para tratamentos estéticos ou cuidados de emergência. Apesar da elevada prevalência de doenças orais, os serviços preventivos são ainda escassos. Além disso, o tratamento de pacientes geriátricos com duas ou mais doenças crónicas orais requer conhecimentos adicionais e especialização sobre as mesmas, o que é essencial para ser incorporado no currículo.

Na Índia, cerca de três quartos da população vive em zonas rurais; 90% da população não tem rendimentos regulares e é financeiramente instável numa fase posterior da vida. O tratamento dentário é frequentemente isolado dos principais programas de prestação de cuidados de saúde e de saúde pública.

Um estudo realizado em Nova Deli registou uma prevalência muito elevada de cáries dentárias (cerca de 92%) entre os participantes com idade ≥60 anos. Salunke et al., num estudo realizado na zona rural da Índia ocidental, verificaram que a prevalência de dentes em falta era de cerca de 89,2%, enquanto Shishirendu ghosal et al. É necessário disponibilizar cuidados primários para as morbilidades orais nos centros de saúde e bem-estar (HWCs) com infra-estruturas adequadas, juntamente com a visita periódica de um dentista ao centro. Para além disso, os programas e políticas de saúde existentes devem incluir a saúde oral como uma componente integral.

Os doentes idosos podem sofrer de uma ou mais doenças sistémicas. A própria idade é considerada um fator de risco para um grande número de doenças, lesões, hospitalização, duração da hospitalização e reacções adversas a medicamentos.10 Além disso, o envelhecimento pode influenciar quase todas as partes do corpo.

Os efeitos do envelhecimento nos principais sistemas de órgãos podem ser resumidos da seguinte forma:

1) Alterações na estrutura, função, metabolismo e fluxo sanguíneo no cérebro envelhecido, que podem causar deficiências cognitivas, mais frequentemente alterações da memória episódica, bem como um risco aumentado de alucinação em casos agudos.

2) Aumento da pressão arterial com redução do débito cardíaco e redução das respostas cronotrópicas e inotrópicas à estimulação dos receptores beta.

3) Alterações nas propriedades mecânicas do sistema respiratório, que podem levar à redução da saturação arterial de oxihemoglobina e à redução da resposta à hipoxia.

4) Alterações da motilidade esofágica, atraso no esvaziamento gástrico e redução do metabolismo hepático.

5) Função renal reduzida

6) Redução da secreção hormonal das glândulas periféricas e redução da capacidade de resposta dos tecidos às hormonas.

A osteoporose é outro fator de risco em doentes idosos. Nos doentes submetidos a tratamento com bisfosfonatos, pode ser melhor salvar os dentes comprometidos através de uma terapia de canal radicular, uma vez que a extração destes dentes pode causar osteonecrose do maxilar relacionada com bisfosfonatos. Além disso, as pessoas com mais de 65 anos de idade têm uma maior prevalência de problemas de visão e audição. Finalmente, a saúde psicológica é considerada um fator importante nos doentes idosos, uma vez que alguns sofrem de depressão devido à solidão ou a um sentimento de negligência.(7)

ALTERAÇÕES DA MUCOSA ORAL COM O ENVELHECIMENTO

Com o envelhecimento, a mucosa oral em humanos demonstra uma perda de fibras elásticas e um espessamento e desorganização dos feixes de colagénio no tecido conjuntivo(8). A mucosa torna-se menos resiliente, e isto, acompanhado por uma redução da microvasculatura, leva a uma cicatrização deficiente das feridas (9). Uma comparação do epitélio oral em diferentes idades revelou que, com o envelhecimento (> 50 anos), as células epiteliais aumentam de tamanho, mas ficam achatadas. Não foram observadas alterações na arquitetura da fronteira entre o tecido epitelial e o tecido conjuntivo. Além disso, um estudo do aspeto clínico da mucosa oral em adultos saudáveis com idades compreendidas entre os 20 e os 95 anos não detectou alterações atribuíveis ao envelhecimento(10). Estudos em animais sugerem que a espessura epitelial da mucosa oral diminui com a idade, o que é acompanhado por um aumento da espessura da camada de queratina. A taxa de proliferação das células epiteliais não foi alterada com a idade (11)

A sensibilidade oral, definida como a discriminação dos pontos de contacto, não se altera sensivelmente com a idade. Apenas uma ligeira diminuição foi observada em indivíduos com mais de 80 anos (12). No entanto, na presença de factores de risco definidos, como o tabagismo, podem ocorrer alterações pré-malignas e malignas na mucosa oral (13).

Por uma série de razões, existe interesse na permeabilidade da mucosa oral. Considerações importantes incluem a administração de fármacos, bem como a penetração de micróbios e outras substâncias tóxicas nas camadas mais profundas do epitélio subjacente ao tecido conjuntivo, que, em última análise, podem entrar na circulação (14). Diferentes áreas da mucosa oral demonstram diferentes graus de permeabilidade(15).

Alterações do esmalte:

O esmalte, a camada mais externa dos dentes, também é afetado pelo envelhecimento:

a. Erosão e desgaste: Ao longo do tempo, o esmalte pode sofrer desgaste e erosão devido a factores dietéticos, alimentos e bebidas ácidos e escovagem abrasiva dos dentes. Isto pode levar a uma diminuição da espessura do esmalte dentário e a um aumento do risco de cáries dentárias.

b. Alterações de cor: Os dentes envelhecidos podem sofrer alterações intrínsecas de cor, com o esmalte a tornar-se mais translúcido e a deixar transparecer a dentina subjacente. Isto pode levar à descoloração dos dentes.

Alterações na dentina:

A dentina, o tecido primário que compõe a maior parte de um dente, sofre várias alterações com o envelhecimento:

a. Diminuição da espessura da dentina: Os dentes envelhecidos apresentam frequentemente uma redução da espessura da dentina devido à deposição gradual de dentina secundária. Este processo pode resultar na redução da sensibilidade dentária, mas também pode afetar a integridade estrutural do dente.

b. Esclerose dentária: A esclerose dentária é um endurecimento da dentina devido à mineralização ao longo do tempo. Este mecanismo de defesa natural pode levar a uma redução da vitalidade da polpa e a uma maior suscetibilidade a fissuras e fracturas.

c. Aumento da densidade dos túbulos dentinários: Os dentes envelhecidos apresentam normalmente uma maior densidade de túbulos dentinários, o que pode contribuir para o aumento da sensibilidade dentária.

Mudanças na polpa:

A polpa dentária, que contém nervos e vasos sanguíneos, sofre alterações com a idade:

a. Redução do volume pulpar: A câmara pulpar tende a diminuir de tamanho à medida que a dentina secundária é depositada. Esta redução pode resultar numa diminuição da vitalidade e da sensibilidade da polpa.

b. Diminuição do fluxo sanguíneo: O envelhecimento pode levar a uma redução do fluxo sanguíneo para a polpa dentária, comprometendo potencialmente a capacidade da polpa para responder a lesões ou infecções.

- O número de odontoblastos e fibroblastos diminui.

- É mais provável que os odontoblastos e fibroblastos remanescentes pareçam menos activos.

Alterações fibróticas pulpares devidas ao envelhecimento

- Diminuição do número e do tamanho dos fibroblastos.

- O aumento aparente da fibrose com o tempo pode não ser devido à formação contínua de colagénio, mas sim à persistência de bainhas de tecido conjuntivo num espaço cada vez mais estreito.

Alterações vasculares pulpares

- Diminuição do número de vasos sanguíneos.

- Muitas artérias pulpares podem demonstrar

alterações arterioscleróticas.

- A arteriosclerose resulta na diminuição do tamanho do lúmen com espessamento da íntima e hiperplasia das fibras elásticas.

- A calcificação dos pré-capilares e das arteríolas também é comum.

Alterações de raiz:

As raízes dos dentes estão sujeitas a alterações específicas relacionadas com o envelhecimento:

a. Reabsorção radicular: A reabsorção radicular pode ocorrer com a idade, particularmente em resposta a inflamação crónica ou tratamento ortodôntico. Pode levar ao encurtamento das raízes dos dentes e a uma maior suscetibilidade à mobilidade.

b. Alterações no cimento: O cemento que cobre as raízes dos dentes pode engrossar ou calcificar com a idade, afectando potencialmente a saúde periodontal.

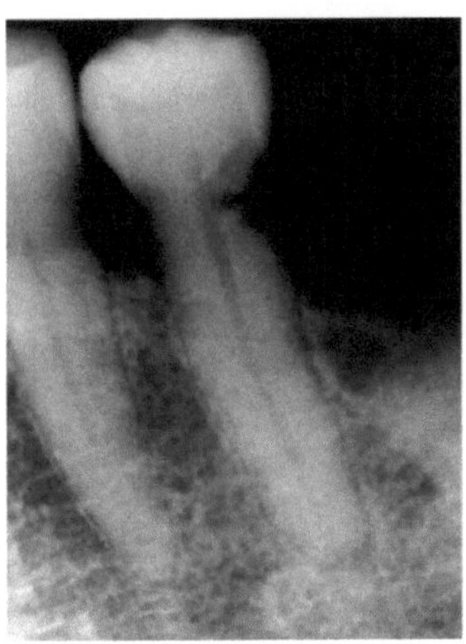

Alterações da função das glândulas salivares com a idade

Modificadores, como a diabetes mellitus e um grande número de medicamentos prescritos, podem reduzir o fluxo salivar. Na ausência de tais modificadores, existe controvérsia relativamente à função das glândulas salivares e à produção de saliva em adultos mais velhos. Um estudo longitudinal do fluxo salivar específico das glândulas (parótida e submandibular), durante um período de 3 anos, em adultos com idades compreendidas entre os 26 e os 90 anos, saudáveis e sem qualquer medicação, não indicou diferenças no fluxo das glândulas salivares estimuladas ou não estimuladas, de acordo com a idade ou ao longo do tempo. Os autores concluíram que a função das glândulas salivares e a produção de saliva não se alteram à medida que a pessoa envelhece e que a redução do fluxo salivar não é um componente do envelhecimento normal(16). No entanto, outro relatório concluiu que indivíduos idosos saudáveis que não usam medicamentos têm uma taxa de fluxo salivar em repouso mais baixa em comparação com indivíduos mais jovens, mas respondem com uma taxa de fluxo comparável a estimulantes salivares (17). Outro estudo examinou o fluxo salivar estimulado em três grupos de adultos (20-30, 40-50 e >70 anos) que não estavam a usar medicamentos que estão associados a um fluxo salivar reduzido. Esta taxa de fluxo salivar (medida pelo peso) nos adultos mais velhos era cerca de metade da dos outros dois grupos. (18). O que fica claro a partir desta gama de estudos é a necessidade de avaliar todos os adultos mais velhos quanto à adequação do fluxo salivar.

A xerostomia é uma condição de boca seca relatada pelo paciente e quando ocorre em adultos mais velhos não é considerada um aspeto normal do envelhecimento, estima-se que entre 25% e 50% dos adultos mais velhos têm uma queixa de xerostomia(19).

Mais de 400 medicamentos têm como efeito secundário a redução do fluxo salivar. O fluxo salivar também pode ser reduzido em doentes com determinadas doenças, incluindo diabetes mellitus mal controlada, síndrome de Sjogren, SIDA e doença de Parkinson (20). A redução do fluxo salivar associada ao uso de um grande número de medicamentos é de particular importância(21).

SAÚDE SISTÉMICA E TRATAMENTO ENDODÔNTICO

Alergia

A. Visão geral

As alergias são de particular importância na medicina dentária por várias razões, a mais importante das quais é o facto de poder ocorrer uma reação potencialmente fatal (ou seja, anafilaxia) poucos segundos após a exposição a alguns alergénios.

B. Considerações sobre a gestão dentária

Os doentes devem ser questionados sobre a sua sensibilidade a medicamentos, drogas, alimentos ou materiais como o látex, especialmente os medicamentos que possam ser utilizados no decurso do tratamento dentário (por exemplo, antibióticos, codeína, compostos que contenham aspirina). Além disso, os doentes devem ser questionados sobre um historial de asma ou febre dos fenos e se têm um historial familiar de atopia, uma vez que existe uma maior probabilidade de o doente também ter alergias.

O primeiro passo é determinar a natureza da alergia, incluindo: o medicamento e a dose administrada e outro(s) medicamento(s) tomado(s) ao mesmo tempo para excluir interações medicamentosas. Pergunte sobre: a sequência temporal, ou seja, quanto tempo após a injeção/ingestão/exposição ocorreu a reação; a reação (por exemplo, síncope, taquicardia, vasodilatação periférica, perda de consciência, dificuldade respiratória ou erupção cutânea); e a terapêutica (por exemplo, medicamentos administrados e a resposta aos mesmos). Deve também registar o(s) nome(s) do(s) médico(s) envolvido(s).

Depois de ter determinado a natureza da alergia e de a ter diferenciado de outros efeitos secundários relacionados com o medicamento, como síncope, perturbações gastrointestinais e sobredosagem, deve ser dada especial atenção ao seguinte

1 A alergia aos anestésicos locais deve ser qualificada. Embora a síncope (vasovagal) não seja invulgar após injecções anestésicas, a alergia à lidocaína é extremamente rara ou está relacionada com outro componente do carpule anestésico (por exemplo, um conservante).

2 Embora muitas reacções a medicamentos e alimentos não sejam verdadeiras alergias, os doentes não devem ser confrontados com uma substância identificada como possível alergénio num ambiente não hospitalar e não controlado, sem pessoal com formação adequada em reanimação, medicamentos e equipamento.

3 Em casos de alergia documentada ou suspeita, os doentes devem ser encaminhados para um médico adequado (imunologista clínico ou alergologista) para efetuar testes e/ou

dessensibilização.

Perturbações hemorrágicas

A. Visão geral

Existe uma grande variedade de perturbações hemorrágicas que são comuns nos idosos. Embora a hemorragia oral clinicamente significativa seja rara, pode ocorrer em doentes com doenças hematológicas ou que estejam a tomar determinados medicamentos. A história clínica é fundamental para identificar o potencial de um distúrbio hemorrágico e determinar o risco de procedimentos dentários invasivos. A história clínica ajudará a determinar se o distúrbio hemorrágico é o resultado de um problema hereditário (congénito) ou adquirido (por doença ou medicamentos). Por exemplo, pergunte sobre:

• Hemorragia prolongada após um procedimento invasivo (por exemplo, extração de dentes). Determinar a origem, ou seja, se se deve a factores locais (por exemplo, cuspir após uma extração dentária) ou a uma causa sistémica (medicação ou doença).

• Doença hepática, renal ou da medula óssea, ou malignidade subjacente, qualquer uma das quais pode resultar numa coagulopatia.

• Medicamentos anticoagulantes (por exemplo, varfarina, aspirina e outros medicamentos antiplaquetários).

• Utilização de suplementos de ervas (por exemplo, alho, Ginko, Ginseng), especialmente quando utilizados em combinação com anticoagulantes.

• A hemorragia oral espontânea é rara na ausência de, pelo menos, um traumatismo menor e é quase sempre proveniente da fenda gengival ou da bolsa periodontal.

• Hemorragia inexplicada, nódoas negras ou erupção cutânea petequial, que podem indicar coagulopatia ou trombocitopenia.

B. Coagulopatias específicas de interesse para a medicina dentária

A hemofilia A (deficiência de fator VIII), a hemofilia B (deficiência de fator IX), a hemofilia C (deficiência de fator XI) e a doença de Von Willebrand são invariavelmente diagnosticadas antes de os indivíduos atingirem a idade adulta, pelo que não serão abordadas neste capítulo.

A trombocitopenia é uma doença mais comum e indica uma contagem de plaquetas inferior a 100000 por microlitro. Pode ser congénita, adquirida ou idiopática, e as reacções adversas a medicamentos são uma causa comum. A hemorragia por trombocitopenia ocorre normalmente com contagens de plaquetas inferiores a 50000 por microlitro, podendo ocorrer hemorragia espontânea com contagens inferiores a cerca de 20000 por microlitro. Com as devidas precauções no momento da cirurgia (por exemplo, agentes hemostáticos, suturas), a hemorragia prolongada é invulgar após procedimentos restauradores e cirúrgicos de rotina (por exemplo, extracções). As contagens de plaquetas inferiores a 20000 podem exigir uma transfusão de plaquetas pré-operatória para procedimentos dentários invasivos e devem ser discutidas com o hematologista do doente.

C. Medicamentos comuns que predispõem a hemorragias

1. Aspirina
2. Varfarina
3. Heparina e heparinas de baixo peso molecular
4. Dabiatran
5. Clopidorel

D. Considerações sobre a gestão dentária

• Em alguns casos, o médico do doente deve ser consultado antes dos procedimentos invasivos, dependendo do nível de conforto do dentista responsável pelo tratamento. Por exemplo, os doentes com mais do que uma coagulopatia (p. ex., doença hepática por alcoolismo e varfarina) ou os que são mantidos com um valor INR elevado (>3,5) podem necessitar de ajustes para procedimentos dentários invasivos. Nalgumas situações (por exemplo, coagulopatias múltiplas), pode ser necessária uma terapêutica de substituição para alguns bloqueios anestésicos, destartarizações, utilização de grampos de dique de borracha e todos os procedimentos cirúrgicos. Na grande maioria dos cenários clínicos, não há necessidade de ajustar o tratamento dentário para além das medidas hemostáticas locais habituais no momento do procedimento.

• As medidas hemostáticas incluem o encerramento primário da ferida, sempre que possível. Poderá ser desejável a colocação de gelatina absorvível no alvéolo após uma extração, juntamente com suturas adicionais, se necessário. Uma dieta líquida ou mole completa após múltiplas extracções dentárias ajudará a evitar hemorragias pós-operatórias e a perda de um coágulo.

- A prevenção cuidadosa das doenças orais através de uma avaliação de rotina no consultório dentário, da utilização de flúor, de uma higiene oral rigorosa e do controlo da dieta deve ser salientada para minimizar a necessidade de cuidados dentários invasivos no futuro.

- Dar instruções escritas e verbais aos prestadores de cuidados sobre a hemostase pós-operatória e sobre a necessidade absoluta de manter a ingestão de líquidos, especialmente nos meses quentes de verão.

Diabetes mellitus

1. Visão geral: a diabetes mellitus é uma doença metabólica causada por defeitos na secreção de insulina ou na sensibilidade dos tecidos, com a consequente hiperglicemia. Quase 20% dos adultos com mais de 65 anos de idade têm diabetes, pelo que os dentistas irão tratar um maior número destes pacientes à medida que a nossa população envelhece. Os doentes que apresentam hiperglicemia persistente podem não ter consciência da sua condição, o que resulta num diagnóstico tardio e numa maior probabilidade de doença de órgão final.

Classificação da diabetes:

° Tipo 1 (anteriormente insulino-dependente ou de início juvenil)

A diabetes, que constitui 5-10% da diabetes. Os doentes produzem pouca ou nenhuma insulina e existe uma maior tendência para a cetoacidose.

° A diabetes de tipo 2 (anteriormente não insulino-dependente ou de início na idade adulta) constitui 90-95% da diabetes. Os receptores de insulina apresentam uma sensibilidade diminuída à insulina.

2. Elementos significativos na história: idade de início, medicamentos antidiabéticos (controlo glicémico), cumprimento da terapêutica e complicações secundárias. Os sintomas incluem: sede excessiva, noctúria, mal-estar, diminuição do apetite que conduz a náuseas, vómitos, hiperpneia e coma (acidose diabética). Anotar a dieta do doente, a dosagem de insulina, a via, a frequência e o momento da injeção. O tipo de insulina também deve ser anotado. Alguns doentes podem utilizar uma bomba de insulina para administrar doses constantes de insulina. Registe quaisquer admissões hospitalares devido a um estado não controlado (por exemplo, reacções à insulina, coma diabético). Registar também os problemas de infeção, uma vez que o internamento hospitalar pode ser indicado para doentes do tipo 1 com infeção oral grave.

3. A hiperglicemia tem um início longo e, embora possa resultar em coma diabético, é muito menos provável que resulte numa crise no consultório dentário. Os sinais incluem uma face corada, pele seca, boca seca, náuseas, vómitos, fraqueza, desidratação, respiração Kussmaul (muito profunda e rápida), pulso elevado, diminuição da pressão arterial e letargia. A hiperglicemia pode ocorrer como resultado de uma infeção (mais comum), aumento de peso, hipertiroidismo, esteróides, febre, desidratação ou não

cumprimento dos cuidados médicos. Pode levar a uma diminuição da fagocitose e da quimiotaxia dos granulócitos. A hiperglicemia pode evoluir para cetoacidose e coma ao longo de várias horas ou dias em doentes com diabetes tipo 1. O tratamento da hiperglicemia inclui o reconhecimento precoce e o suporte básico de vida, se indicado. Uma solução de açúcar por via oral se estiver acordado ou glucose i.v. se não puder ser administrada por via oral deve distinguir estes sintomas de choque insulínico de hipoglicemia. A assistência médica deve ser obtida imediatamente.

4. A hipoglicemia, ou choque de insulina, é a complicação diabética mais comum que ocorre no consultório dentário. Pode resultar numa perda de consciência, que pode ocorrer rapidamente se a glucose no sangue descer para <50 mg/100 cc. As causas comuns de hipoglicemia são a omissão ou o atraso das refeições, o exercício excessivo antes das refeições, a sobredosagem de insulina ou de agentes hipoglicémicos orais e o stress. A hipoglicemia aparece geralmente primeiro como uma diminuição da função cerebral, confusão mental, cefaleias, tonturas, alterações do humor, fraqueza, fome, náuseas, aumento da atividade da epinefrina (sudação, taquicardia, piloerecção, aumento da ansiedade) como reação endógena ao aumento da glicemia. O doente pode parecer intoxicado e pode evoluir para inconsciência, convulsões e coma. O tratamento da hipoglicemia inclui o reconhecimento precoce do problema, hidratos de carbono simples por via oral ou parentérica, suporte básico de vida, se necessário, e assistência médica.

5. Considerações sobre o tratamento dentário: as principais preocupações no tratamento dentário são a prevenção da hipoglicemia e a possibilidade de uma resposta deficiente a infecções dentárias e periodontais em diabéticos mal controlados. Embora seja comummente considerado que todos os diabéticos têm um risco acrescido de infeção oral e de cicatrização deficiente de feridas, tal não é necessariamente o caso, exceto no caso dos diabéticos insulino-dependentes e mal controlados.

Para diabéticos bem controlados, as consultas de manhã são as melhores, pois os níveis de glicemia são geralmente mais elevados nessa altura. As consultas não devem ser marcadas logo após o uso de insulina, dado o risco aumentado de hipoglicemia. Assegurar que o doente recebeu a sua dose normal de insulina se puder comer após o procedimento, caso contrário pode ser necessário reduzir a dose de insulina. Assegurar também que o doente tomou um pequeno-almoço normal, complementado com sumo de laranja ou outro sumo com açúcar, e ter glicose disponível durante o tratamento dentário. A profilaxia antibiótica raramente é indicada para procedimentos cirúrgicos, uma vez que não existem dados científicos que sustentem esta prática. Embora existam provas in vivo que sugerem um aumento do risco de infeção devido à diminuição da função dos neutrófilos, tal não parece ser evidente em termos clínicos. No entanto, os diabéticos não toleram bem a infeção e a sua gestão médica pode ser complicada mesmo por uma infeção oral assintomática (por exemplo, periodontite generalizada). Retomar a ingestão normal de insulina e oral imediatamente após o procedimento.

No caso de diabéticos mal controlados, consultar o médico do doente e considerar a hospitalização para procedimentos invasivos de restauração ou cirúrgicos extensos. Evitar procedimentos stressantes e prever uma cicatrização mais lenta. A necessidade de insulina pode ser afetada pela fraca tolerância à infeção oral ou à doença periodontal generalizada, e a dose de insulina pode ter de ser ajustada antes e depois do tratamento. Propõe-se que exista uma ligação direta entre a doença periodontal crónica de baixo grau e o controlo glicémico. Além disso, foi sugerido que o tratamento ativo da doença periodontal num diabético mal controlado pode melhorar o controlo glicémico.

A disfunção das glândulas salivares, a xerostomia e a desidratação são achados comuns nos diabéticos. Esta situação predispõe os doentes a doenças dentárias, à retenção prejudicada de próteses removíveis completas, bem como à necessidade de uma gestão dentária cuidadosa. Além disso, estas alterações da mucosa oral e as prováveis alterações da ecologia bacteriana predispõem os diabéticos a problemas da mucosa, como o líquen plano, as infecções fúngicas e a síndrome da boca ardente.

Doenças da glândula tiroide

1. Hipertiroidismo: os distúrbios da tiroide afectam até 5% das mulheres nos EUA, resultando mais frequentemente da produção desregulada de hormonas da tiroide. A nível mundial, a deficiência de iodo é a doença da tiroide mais comum. Na Grã-Bretanha, a incidência é de cerca de 25-30 casos por cada 10 000 mulheres. As hormonas da tiroide, a tiroxina (T4) e a triiodotiramina (T3), influenciam múltiplos processos metabólicos, o crescimento dos tecidos e o metabolismo energético. A produção excessiva ou insuficiente de hormonas tiroideias pode resultar em complicações médicas graves se não for devidamente controlada. Muitos casos de hipertiroidismo são subclínicos, mas muitas vezes evoluem para uma doença manifesta. A maioria dos doentes tem a doença de Graves. A tempestade tiroideia (crise tirotóxica) pode ser precipitada por stress, traumatismo ou infeção aguda se o doente não estiver bem controlado com medicação. Procure indícios de tirotoxicose - febre, nervosismo, inquietação, alteração do estado mental, sudação, taquicardia, intolerância ao calor, perda de peso, náuseas e vómitos, hipertensão e exoftalmia. A perda de peso e a diminuição do apetite podem ser mais comuns com o envelhecimento.

2. Hipotiroidismo: causado por um defeito congénito, defeito do hipotálamo ou da hipófise, tiroidite de Hashimoto, cirurgia ou radiogénico (por exemplo, terapia com iodo radioativo). O resultado é uma diminuição da produção de hormonas e, por conseguinte, da função da glândula. O risco de uma gestão inadequada é uma resposta deficiente ao

stress, à infeção e ao trauma, resultando em coma hipotiroideu. Os sinais incluem hipotensão, bradicardia, arritmias, diminuição da temperatura, pele seca e aumento de peso. Ter cuidado com sedativos e opiáceos.

3. Considerações sobre o tratamento dentário: os elementos importantes da história incluem a causa da deficiência, os níveis de hormonas da tiroide, a terapêutica atual e os sintomas. No caso do hipertiroidismo, os doentes podem apresentar anorexia e perda de peso, bem como problemas cardíacos, como fibrilhação auricular e insuficiência cardíaca congestiva. Se possível, utilizar tratamento farmacológico (ou seja, antibióticos/analgésicos) para infecções orais agudas até que a tiroide esteja sob controlo. A renovação óssea acelerada devido ao excesso de hormonas da tiroide pode resultar em osteoporose e numa aparência radiográfica de perda óssea. Embora a contagem de neutrófilos possa estar diminuída, é provável que isso tenha pouco impacto na infeção oral. O tratamento deve ser adiado se o doente não for tratado ou estiver mal controlado ou se apresentar sintomas sugestivos de doença da tiroide (por exemplo, taquicardia, hipertensão, sudação). Ter cuidado com procedimentos stressantes. A prevenção da infeção é importante para evitar uma crise. Deve ter-se cuidado com a utilização de epinefrina e outras aminas (por exemplo, cordas de retração gengival) em soluções anestésicas locais, especialmente em doentes mal controlados. Os doentes com hipertiroidismo bem controlado geralmente não necessitam de qualquer ajuste no seu tratamento dentário. No caso do hipotiroidismo, o médico deve estar consciente da suscetibilidade a doenças cardiovasculares. Evitar situações de stress e evitar a utilização de sedativos e narcóticos em doentes com hipotiroidismo mal controlado. Os doentes bem controlados não têm contra-indicações para os cuidados dentários.

Doença hepática

A. Visão geral

O número de mortes devido a doenças hepáticas aumenta muito após os 45 anos de idade, devido, em parte, à perda de volume do fígado relacionada com a idade e à função e regeneração das células hepáticas. Uma consequência do envelhecimento é, portanto, um aumento das doenças hepáticas, bem como um metabolismo mais lento e menos eficiente dos medicamentos. O abuso de álcool contribui significativamente para o comprometimento do fígado.

B. Considerações sobre a gestão dentária

De importância primordial para a medicina dentária é a capacidade do fígado para metabolizar fármacos e as implicações que a idade e a doença têm na função hepática e na capacidade reduzida de hemostase normal. Seguem-se recomendações gerais para a gestão do doente com doença hepática:

• Obter uma história clínica completa, que inclua a função hepática atual e as complicações da cirrose (ascite, hipertensão, coagulopatia).

• Evitar o tratamento eletivo em doentes com hepatite ativa.

• Avaliar as lesões hepáticas antes de prescrever determinados medicamentos [por exemplo, diazepam, acetaminofeno (paracetamol)] devido a uma metabolização deficiente dos medicamentos. Isto também se aplica a alguns anestésicos locais, analgésicos, sedativos e antibióticos. Os factores dependentes do fígado envolvidos na hemostase devem ser verificados antes da cirurgia; o teste PT/INR é o mais valioso.

Alcoolismo

Este é um problema significativo nos idosos e pode ser difícil de determinar durante a recolha da história clínica, uma vez que podem viver num ambiente mais isolado, sem serem observados pela família e não conduzirem automóveis. Por conseguinte, as alterações comportamentais (por exemplo, demência) e os problemas legais (por exemplo, acusações de condução sob o efeito do álcool) são menos prováveis. A prevalência de perturbações psiquiátricas, como a depressão, é um fator importante em muitos casos. O uso indevido de medicamentos prescritos para doenças médicas também é comum. Esta situação tem sido designada por "epidemia invisível". Embora o consumo moderado de álcool seja considerado benéfico para os idosos devido aos seus efeitos protectores cardíacos, existem potenciais efeitos adversos para os doentes que também tomam determinados medicamentos [por exemplo, doentes com lesões hepáticas que tomam simultaneamente varfarina e acetaminofeno (paracetamol)].

As pessoas mais velhas podem não decompor o álcool de forma tão eficaz e podem ser menos tolerantes ao mesmo volume de álcool que um indivíduo mais jovem. Outros problemas incluem o consumo de calorias não nutritivas, a deterioração da função cognitiva, o risco de quedas e a insónia.

Elementos significativos na história e nos achados físicos

É importante ter um historial de delirium tremens ou de hemorragia gastrointestinal. A obtenção de uma história social de consumo de álcool é imperativa, sendo que mais de duas bebidas por dia ou mais de 7 bebidas por semana (mulheres) e 14 bebidas por semana (homens) indicam uma elevada probabilidade de abuso e dependência de álcool. Infelizmente, cerca de metade dos doentes não comunicam com exatidão o seu consumo de álcool. A presença de hipertensão inexplicada, depressão, insónia, tremores, confusão ou angiomas de aranha pode indicar abuso de álcool oculto.

Considerações sobre a gestão dentária

Os achados dentários podem incluir um aumento da taxa de cáries e de doença periodontal, quer por negligência quer por alterações no fluido salivar. A higiene oral deve ser cuidadosamente monitorizada. Geralmente, as consultas matinais são as melhores. Os doentes que não cooperam ou que são incoerentes não devem ser tratados devido ao risco de lesões, à diminuição do reflexo de vómito e a problemas de consentimento informado. Dada a possibilidade de doença hepática alcoólica decorrente do consumo prolongado e excessivo de álcool e do potencial de hemorragia, deve considerar-se a possibilidade de obter um PT/FNR e uma contagem de plaquetas para despistar o potencial de hemorragia decorrente de procedimentos dentários invasivos. As considerações de gestão também incluem a possibilidade de um aumento do risco de cancro oral, especialmente na presença de consumo de tabaco. Por último, evitar a utilização de inibidores respiratórios, tais como opiáceos e medicamentos que são metabolizados no fígado [por exemplo, acetaminofeno (paracetamol)], especialmente na presença de insuficiência hepática.

Convulsões e epilepsia

1. Visão geral

As convulsões são uma das doenças neurológicas mais comuns. A prevalência de convulsões é mais elevada nas crianças, mas a incidência de convulsões pela primeira vez aumenta significativamente após os 50 anos de idade. A epilepsia é caracterizada por crises recorrentes e não provocadas e afecta 0,4% da população. É necessário distinguir entre epilepsia e convulsões anóxicas reflexas, síncope vasovagal, ataques de retenção da respiração, enxaqueca, arritmias cardíacas, síndroma de Munchausen e "pseudo" convulsões. A epilepsia é causada por lesões cerebrais provocadas por AVC ou tumores cerebrais, intoxicação alcoólica aguda ou são idiopáticas. Outras causas de convulsões incluem traumatismos, febre, diabetes, alcoolismo e hiponatremia/kalaemia. Existe uma predisposição genética.

3. Considerações sobre o tratamento dentário

- Se o doente estiver bem controlado com a medicação, não há contra-indicações para os cuidados dentários de rotina.

- O pessoal dentário deve estar ciente do potencial de convulsões, que normalmente são auto-limitadas. O nível de controlo das convulsões pode ser determinado em cada consulta dentária, perguntando ao doente quando teve a última convulsão e quantas teve nas semanas e meses seguintes.

• A doença está ativa se forem comunicadas convulsões nos 2 anos anteriores.

• As convulsões de duração prolongada são consideradas status epilepticus, que é uma emergência médica.

• Todos os agentes anestésicos são irritantes para o cérebro.

• Os cuidados preventivos são vitais devido aos numerosos efeitos secundários de

medicamentos anti-convulsivos: xerostomia, hipertrofia gengival, negligência dentária, cáries (podem ser devidas a medicamentos orais líquidos à base de açúcar e a potenciais traumatismos dentários).

• A fenitoína causa hiperplasia gengival em aproximadamente 50% dos doentes. É necessária uma higiene oral escrupulosa para ajudar a controlar ou prevenir o aumento das gengivas.

• Tenha em atenção os efeitos secundários dos medicamentos para controlo das convulsões, como a ulceração oral com a etosuximida, as benzodiazepinas (por exemplo, clonazepam) e o midazolam/flumazenil. Outros problemas comuns com os medicamentos anti-convulsivos são a sedação, as interações farmacocinéticas e, a longo prazo, o aumento de peso e as convulsões apesar da terapêutica combinada.

• As próteses fixas podem ser mais seguras para um doente com convulsões devido ao receio de deslocação de próteses ou próteses parciais durante uma convulsão.

Tuberculose pulmonar

A tuberculose pulmonar (TB) é uma das doenças respiratórias menos transmissíveis. No entanto, dada a emergência de formas multirresistentes (MDR), devem ser usadas máscaras adequadas como medida preventiva. As modificações no local de trabalho e a utilização de respiradores com filtro HEPA diminuem o risco de transmissão profissional. Os doentes devem ser encaminhados para um médico para a realização de uma radiografia do tórax, culturas e derivado proteico purificado (PPD) se não tiverem a certeza do seu estado. Evitar o tratamento eletivo em doentes com doença ativa ou expetoração positiva ou que ainda estejam a tossir. A maioria dos doentes tem culturas de expetoração negativas após 3-4 semanas de terapêutica (estreptomicina, isoniazida, rifampicina, etambutol, etc.) e não é infecciosa. As estirpes de TB MDR evoluíram devido ao incumprimento da terapêutica medicamentosa por parte dos doentes. A TB MR é mais prevalente na população infetada pelo VIH.

Doenças cardiovasculares

As doenças cardiovasculares (DCV) são um grupo de condições que afectam o coração e os vasos sanguíneos, incluindo a doença arterial coronária, a hipertensão e a insuficiência cardíaca. Ao fornecer tratamento endodôntico a pacientes com doenças cardiovasculares, os profissionais de medicina dentária devem ter em conta o seu historial médico, os medicamentos actuais e o estado geral de saúde. Este artigo descreve as principais considerações, diretrizes e precauções para realizar procedimentos endodônticos de forma segura e eficaz nesta população de pacientes.

1. Historial médico completo:

   - Obter um historial médico detalhado, incluindo o tipo e a gravidade da doença cardiovascular, eventos cardíacos anteriores e quaisquer cirurgias ou intervenções relacionadas.
   - Identificar os medicamentos actuais do doente, incluindo anticoagulantes, agentes antiplaquetários e medicamentos anti-hipertensivos.

2. Consulta com o cardiologista:

   - Em casos de doenças cardiovasculares complexas ou eventos cardíacos recentes, considere a possibilidade de consultar o cardiologista do paciente para avaliar a sua adequação ao tratamento endodôntico.
   - Discutir os ajustamentos da medicação ou as precauções necessárias.

3. Gestão do stress e da ansiedade:

   - A ansiedade e o stress podem agravar as condições cardiovasculares. Implemente técnicas de redução do stress e considere a sedação, se necessário, para garantir um ambiente calmo e controlado durante os procedimentos endodônticos.

4. Monitorização da tensão arterial:

   - Monitorizar regularmente a tensão arterial do doente durante a consulta para garantir que se mantém dentro dos limites de segurança.
   - Considerar o adiamento do tratamento se a tensão arterial não estiver controlada ou estiver significativamente elevada.

5. Gestão da medicação:

   - Tenha cuidado ao prescrever analgésicos ou antibióticos, pois certos medicamentos podem interagir com os que são tomados para doenças cardiovasculares.

- Verificar se os medicamentos do doente não são contra-indicados com medicamentos dentários comuns.

6. Profilaxia antibiótica:

   - Consultar as diretrizes actuais relativas à profilaxia antibiótica para doentes com antecedentes de endocardite infecciosa. Administrar antibióticos profilácticos quando indicado.

7. Anestesia local e vasoconstritores:

   - Utilizar a anestesia local com vasoconstritores com precaução, tendo em conta o estado cardiovascular do doente e o potencial de absorção sistémica.
   - Administrar a menor dose eficaz para minimizar o stress cardiovascular.

8. Controlo da hemostase:

   - Obter uma hemostase excelente para evitar complicações hemorrágicas no pós-operatório, especialmente em doentes a tomar anticoagulantes ou agentes antiplaquetários.
   - Considerar agentes hemostáticos locais, se necessário.

9. Eventos cardíacos induzidos por stress:

   - Estar ciente do potencial de eventos cardíacos induzidos pelo stress durante os procedimentos endodônticos.

   - Assegurar uma gestão adequada da dor e técnicas atraumáticas para minimizar o stress do doente.

10. Preparação para emergências:

    - Equipar o consultório dentário com medicamentos de emergência e equipamento para gerir potenciais emergências cardiovasculares, como enfarte do miocárdio ou angina.

11. Monitorização pós-operatória:

    - Marcar consultas de acompanhamento para monitorizar a recuperação pós-operatória do doente e eventuais complicações.

12. Educação dos doentes:

    - Educar os doentes sobre a importância de manter uma boa higiene oral e de procurar cuidados dentários imediatos para evitar infecções orais que possam agravar a sua condição cardiovascular.

13. Documentação:

- Manter registos completos e exactos da história clínica do paciente, do plano de tratamento e dos procedimentos realizados.

14. Colaboração interdisciplinar:

- Colaborar com o cardiologista do doente ou com o médico de cuidados primários, quando necessário, para assegurar a coordenação dos cuidados.

VIH/SIDA

O tratamento endodôntico, que é um procedimento dentário centrado no tratamento da polpa e dos canais radiculares dos dentes, pode ser realizado em doentes com VIH/SIDA, mas existem algumas considerações e precauções importantes que os profissionais de medicina dentária devem ter em conta para garantir a segurança e o bem-estar tanto do doente como da equipa dentária. Eis alguns pontos-chave a considerar:

- História médica e consulta:
  - o Antes de realizar qualquer procedimento dentário, incluindo o tratamento endodôntico, é crucial obter um historial médico completo do paciente, incluindo o seu estado de VIH/SIDA, medicamentos actuais e quaisquer outras condições médicas relevantes. Esta informação ajudará a equipa dentária a tomar decisões informadas sobre o tratamento.
- Controlo de Infecções:
  - o Os protocolos de controlo de infecções são essenciais quando se trata de qualquer doente, mas são particularmente importantes quando se trata de indivíduos com VIH/SIDA devido ao seu sistema imunitário comprometido. As clínicas dentárias devem cumprir rigorosamente as precauções padrão, como a utilização de equipamento de proteção individual (EPI), a esterilização de instrumentos e a desinfeção adequada das superfícies.
- Consulta com o prestador de cuidados de saúde:
  - o É aconselhável consultar o prestador de cuidados de saúde primários do paciente ou um especialista em doenças infecciosas para discutir a condição médica específica do paciente e receber orientação sobre o momento e a segurança dos procedimentos dentários.
- Estado imunitário:
  - o Avaliar o estado imunitário e a saúde geral do doente. Os doentes com

VIH/SIDA bem controlado que estão a receber terapia antirretroviral (TARV) podem ter um sistema imunitário mais forte e ser menos susceptíveis a infecções. No entanto, aqueles com VIH/SIDA avançado ou mal controlado podem ter a função imunitária comprometida, tornando-os mais vulneráveis a infecções.

- Avaliação pré-operatória:
  - o Realizar uma avaliação pré-operatória completa para avaliar a saúde oral do paciente, incluindo quaisquer sinais de infeção, abcessos ou outros problemas dentários que possam exigir tratamento antes do procedimento endodôntico.
- Planeamento do tratamento:
  - o Desenvolver um plano de tratamento abrangente adaptado às necessidades e à condição médica do paciente. Este pode incluir profilaxia antibiótica ou outras precauções para evitar infecções.
- Anestesia local:
  - o Use anestesia local conforme necessário para garantir o conforto do paciente durante o procedimento endodôntico. Tenha cuidado ao selecionar e administrar medicamentos para evitar potenciais interações medicamentosas com os medicamentos para o VIH do paciente.
- Cuidados pós-operatórios:
  - o Fornecer instruções pós-operatórias adequadas e cuidados de acompanhamento para monitorizar o processo de cicatrização e tratar prontamente quaisquer complicações.
- Educação dos doentes:
  - o Educar o paciente sobre a importância de manter uma boa higiene oral e de fazer check-ups dentários regulares para prevenir problemas dentários e assegurar a deteção e o tratamento precoces de quaisquer problemas.
- Confidencialidade e não-discriminação:
  - o Manter a estrita confidencialidade dos pacientes e tratar os indivíduos com VIH/SIDA com dignidade e respeito, aderindo a todas as leis e regulamentos relevantes relativos aos direitos dos pacientes e à discriminação.

É importante que os profissionais de medicina dentária se mantenham actualizados sobre as mais recentes diretrizes e recomendações relacionadas com a prestação de cuidados dentários a pacientes com VIH/SIDA. A colaboração com médicos especialistas e a adesão a práticas de controlo de infecções são cruciais para garantir a segurança e o bem-estar tanto do doente como da equipa dentária.

Em doentes com ansiedade

O tratamento endodôntico em pacientes com ansiedade pode ser um desafio, uma vez que a ansiedade dentária pode variar de uma apreensão ligeira a uma fobia grave. É essencial que os profissionais de medicina dentária adoptem uma abordagem centrada no paciente para garantir o conforto do paciente e concluir com êxito o procedimento endodôntico. Eis algumas estratégias a considerar:

1. **Comunicação com o paciente

- Comece por ter uma conversa profunda com o doente sobre a sua ansiedade. Ouça as suas preocupações e receios e assegure-lhe que compreende os seus sentimentos. Uma abordagem compassiva e empática pode ajudar a aliviar a ansiedade.

2. **Estabelecer a confiança:**

- Criar confiança com o paciente, explicando todo o procedimento endodôntico em pormenor, passo a passo. Incentive as perguntas e forneça respostas diretas para resolver quaisquer preocupações que possam ter.

3. **Técnicas comportamentais

- Implementar técnicas de relaxamento, tais como exercícios de respiração profunda ou de atenção plena, para ajudar o doente a gerir a sua ansiedade durante o procedimento. Incentivar o doente a praticar estas técnicas antes e durante a consulta.

4. **Anestesia local

- Assegurar que a anestesia local é administrada de forma confortável e eficaz para minimizar qualquer dor ou desconforto durante o procedimento. Explicar o processo ao doente, salientando que este não deve sentir dor durante o tratamento.

5. **Óxido nitroso (gás do riso)

- Considere a possibilidade de oferecer óxido nitroso (gás do riso) para ajudar o doente a relaxar durante o procedimento. O óxido nitroso é um método seguro e comummente utilizado para reduzir a ansiedade em ambientes dentários.

6. **Sedação oral ou medicação prescrita

- Para os doentes com ansiedade grave, discutir a possibilidade de sedação oral ou prescrever medicação anti-ansiedade antes da consulta. Isto deve ser feito em consulta com o médico do doente para garantir a segurança e a adequação.

7. **Controlo da dor

- Assegurar que as medidas de controlo da dor são altamente eficazes durante e após o procedimento. Isto pode ajudar a evitar associações entre a dor e a visita ao dentista, reduzindo a ansiedade em consultas futuras.

8. **Técnicas de distração

- Implementar técnicas de distração, como ouvir música, ver vídeos ou utilizar óculos de realidade virtual durante o procedimento, para desviar a atenção do doente do tratamento.

9. **Quebras e sinais:**

- Estabelecer um sistema de sinais que permita ao doente comunicar se necessita de uma pausa durante o procedimento. Isto pode dar ao doente uma sensação de controlo sobre a situação.

10. **Cuidados pós-procedimento:**

- Fornecer instruções claras após o procedimento e cuidados de acompanhamento para garantir o conforto do doente e monitorizar eventuais complicações.

11. **Considerar Cuidados Especializados:**

- Em casos de fobia dentária extrema ou ansiedade grave, considere encaminhar o paciente para um especialista dentário com experiência no tratamento de pacientes ansiosos ou que ofereça dentisteria de sedação.

12. **Educação dos doentes:**

- Educar o paciente sobre a importância do tratamento endodôntico para a sua saúde oral e as consequências de evitar os cuidados dentários necessários.

Ao adotar uma abordagem centrada no paciente e empática, os profissionais de medicina dentária podem ajudar os pacientes com ansiedade a sentirem-se mais confortáveis e confiantes durante o tratamento endodôntico. Adaptar a experiência de tratamento às necessidades individuais do paciente é fundamental para alcançar resultados bem sucedidos e promover uma melhor saúde oral.

Em doentes malnutridos

O tratamento endodôntico em pacientes desnutridos apresenta desafios e considerações específicas porque a desnutrição pode comprometer a saúde geral do paciente, a função imunitária e a capacidade de cicatrização. É essencial que os profissionais de medicina dentária estejam conscientes destes factores e tomem as medidas adequadas para garantir a segurança e o sucesso dos procedimentos endodônticos nestes casos. Eis alguns pontos-chave a considerar:

- Avaliação médica:
    - o Conduzir uma avaliação médica completa para determinar a extensão da desnutrição e as suas causas subjacentes. Colaborar com o médico de cuidados primários do doente ou com um nutricionista para resolver quaisquer deficiências nutricionais.
- Avaliação da saúde oral:
    - o Avaliar a saúde oral do paciente de forma abrangente, incluindo a condição dos dentes que necessitam de tratamento endodôntico, a presença de quaisquer infecções activas e o estado geral dos tecidos orais.
- Função imunitária:
    - o Compreender que os indivíduos malnutridos podem ter a função imunitária comprometida, tornando-os mais susceptíveis a infecções.

Gerir e tratar cuidadosamente quaisquer infecções dentárias existentes antes de iniciar a terapia endodôntica.

- Planeamento do tratamento:
    - o Desenvolver um plano de tratamento adaptado às necessidades de saúde oral e ao estado nutricional do paciente. Considerar o potencial impacto da desnutrição nos resultados do tratamento e na cicatrização.
- Apoio nutricional:
    - o Colaborar com um nutricionista ou prestador de cuidados de saúde para fornecer orientação nutricional e apoio ao doente para tratar da sua desnutrição. Isto pode incluir recomendações dietéticas, suplementos ou encaminhamento para cuidados especializados.
- Anestesia local e controlo da dor:
    - o Assegure uma anestesia local eficaz para minimizar qualquer dor ou desconforto durante o procedimento endodôntico. Tenha em atenção que os indivíduos malnutridos podem ter uma sensibilidade acrescida, pelo que é essencial um controlo adequado da dor.
- Cuidados pré-operatórios e pós-operatórios:
    - o Fornecer instruções claras sobre os cuidados pré-operatórios e pós-operatórios. Salientar a importância de manter boas práticas de higiene oral para prevenir infecções e promover a cicatrização.
- Controlo:
    - o Marcar consultas de acompanhamento regulares para monitorizar o processo de cicatrização e tratar prontamente quaisquer complicações.
- Educação dos doentes:

- o Educar o paciente sobre a ligação entre a saúde oral e a nutrição e saúde gerais. Salientar a importância de manter uma dieta nutritiva para apoiar a cicatrização e a saúde oral.

- Colaboração com os prestadores de cuidados de saúde:
  - o Manter uma comunicação aberta com a equipa de cuidados de saúde do doente para garantir a coordenação dos cuidados e resolver quaisquer problemas médicos subjacentes que contribuam para a desnutrição.
- Consideração de opções de tratamento alternativas:
  - o Em casos de desnutrição grave, considerar opções de tratamento alternativas, como a extração do dente seguida de substituição protética, se o tratamento endodôntico for considerado demasiado arriscado.
- Apoio psicológico:
  - o Reconhecer que a malnutrição pode ter impactos psicológicos e emocionais nos doentes. Oferecer apoio psicológico ou encaminhar o doente para um profissional de saúde mental, se necessário.

EXAME DE PACIENTES GERIÁTRICOS

Avaliação do doente

A avaliação cuidadosa de uma pessoa idosa pode exigir a modificação e o complemento do exame clínico habitual efectuado em doentes mais jovens. Os componentes da história clínica e oral, o exame clínico, o ambiente físico e as técnicas de comunicação requerem uma atenção especial.

Exame médico e avaliação

Os dentistas que tratam de idosos devem efetuar uma avaliação médica escrita e oral. A avaliação de saúde escrita deve ser padronizada de modo a não omitir quaisquer questões importantes. No entanto, uma revisão verbal da história médica pertinente, medicamentos, alergias, história social, hábitos e revisão dos sistemas é essencial, uma vez que, frequentemente, irá revelar problemas médicos e funcionais não identificados na história escrita.

Princípios da elaboração da história

Uma boa forma de fazer a anamnese é sentar-se ao nível dos olhos, numa sala sossegada, de frente para o doente. Uma vez que os idosos podem ser sensíveis ao encandeamento, não se deve colocar uma luz de fundo (ou seja, NÃO se sente com uma luz brilhante atrás da sua cara), pois o doente pode precisar de pistas visuais ou de ler os seus lábios para compreender o que está a dizer. Falar devagar, com clareza, num tom mais baixo e sem aumentar o volume (exceto se necessário). O registo de uma história clínica adequada é essencial; se necessário, pode ajudar a escrever a história clínica. Perguntar a um doente se consegue ler o texto em letra pequena é muitas vezes menos intimidante do que perguntar se sabe ler.

Os elementos essenciais da avaliação médica geriátrica são os seguintes

ID (identificação) - uma breve descrição do doente,

Por exemplo, um homem de 77 anos com hipertensão, osteoporose

e doença pulmonar obstrutiva crónica.

Queixa principal e história dentária - nas palavras do próprio doente, porque é que vem ao dentista. Deve ser dada uma atenção especial à compreensão exacta das necessidades e prioridades do paciente em termos de cuidados. Uma vez que muitas queixas de saúde não são comunicadas, devem ser seguidas estratégias específicas de entrevista com perguntas fechadas(22)

Informações sobre sintomas orais

All patients	Dentate	Edentate
General mouth discomfort	Tooth pain or sensitivity	Denture slippage
Mouth sores or growths	Grinding or clenching	Denture discomfort
Mouth dryness	Food entrapment	Food under denture
Bad breath	Cavities	Phonetic problems
Temporomandibular joint pain or clicking	Broken teeth	
Altered taste	Tooth mobility or flaring	
Chewing problems	Bleeding gums	
Neck swellings or pain		
Swallowing problems		

História da doença atual - a história por detrás da sua vinda, por exemplo, com que frequência tem dores, o que as precipita e qual a sua gravidade, numa escala de um a dez?

Alergias - informe-se sobre medicamentos e alimentos.

História da dieta - relevante para a maioria dos indivíduos idosos, especialmente quando o controlo da doença inclui restrição alimentar ou alteração da dieta. Essa dieta pode interferir com a nutrição ou aumentar os factores de risco para doenças orais.

Exame físico - o aumento do peso da doença nos doentes mais velhos consome mais tempo para uma anamnese e um exame adequados, mas normalmente é atribuído menos tempo aos doentes mais velhos nos encontros clínicos(23). O exame físico requer uma atenção especial nos doentes mais velhos, mas os profissionais não devem sentir que é necessário fazer muito mais e gastar muito mais tempo a examinar o doente.

Sinais vitais - é importante registar uma tensão arterial de base para todos os doentes. A hipertensão afecta um grande número de idosos (mais de 50%), e o rastreio da tensão arterial fornece normalmente dados importantes para a gestão do risco. Se houver resultados anormais ou se houver suspeita de hipotensão postural, a medição da tensão arterial pode ser efectuada depois de o doente ter estado deitado em silêncio durante pelo menos 10 minutos e depois de se ter levantado durante pelo menos 3 minutos, para determinar se existe hipotensão postural(24). Deve ser anotado se o doente se torna sintomático ou não quando se levanta, e qualquer alteração da pressão arterial ou do pulso deve ser igualmente registada.

Exame clínico extra-oral

Quando a entrevista sobre a história dentária estiver concluída, o próximo passo geral no processo de avaliação é um exame clínico extra-oral pormenorizado da cabeça e do pescoço.

Forma facial

Examinar: simetria e tamanho dos olhos, nariz, boca e orelhas; perfil facial da maxila e da mandíbula; cor da pele; inchaços (unilaterais ou bilaterais).

Considerações: A cor clara da pele pode sugerir suscetibilidade ao cancro da pele; o inchaço unilateral pode representar uma celulite ou um tumor das glândulas salivares; o inchaço bilateral pode implicar a síndrome de Sjogren, hipertrofia do músculo masseter ou querubismo. A assimetria do pescoço pode representar um tumor benigno ou maligno.

Pele

Examinar: pigmentação; cor; textura; elasticidade; presença de edema; nódulos; ulcerações; cicatrizes; ou outras aberrações da superfície.

Considerações: a pigmentação preto-azulada pode representar hematomas; a pigmentação amarela ou vermelha pode implicar iterícia ou lesões vasculares, respetivamente; as alterações da textura podem resultar do desgaste ou de alterações do estado da tiroide; a desidratação pode causar perda de elasticidade. As doenças sistémicas podem induzir petéquias, cianose, rubor, palidez e erupções.

Mãos

Examinar: tamanho, forma, flexibilidade, movimento.

Considerações: desfiguração das articulações e dos dígitos devido a artrite reumatoide e osteoartrite que inibem a capacidade de efetuar uma higiene oral adequada de forma independente, inchaço das articulações e dos tecidos. A falta de mobilidade pode ser uma manifestação de um AVC (acidente vascular cerebral ou derrame).

Cabelo

Examinar: cor; textura; e distribuição.

Considerações: as doenças sistémicas podem alterar a cor e a textura do cabelo; atenção à queda súbita de cabelo.

Olhos

Examinar: a esclerótica; o cristalino; o tamanho e as caraterísticas dos olhos e das pálpebras; a conjuntiva.

Considerações: esclerótica vermelha/alergia e esclerótica amarela/iterícia; opacidades no cristalino sugerem uma visão deficiente do doente; exoftalmia e vermelhidão ou ulcerações das superfícies conjuntivais podem representar sinais de doença sistémica.

Orelhas

Examinar: anatomia e palpação.

Considerações: as anomalias podem sugerir mastoidite; dor referida ao molar mandibular; síndrome de disfunção da dor miofacial.

Gânglios linfáticos

Examinar: tamanho, sensibilidade e mobilidade. Utilizar uma técnica bimanual.

Considerações: A linfadenopatia pré-auricular ou pós-auricular pode sugerir infecções do couro cabeludo, dos olhos ou das áreas temporais ou frontais. Os nódulos submentais, submandibulares ou cervicais indicam infecções orais ou faríngeas, doenças auto-imunes ou tumores (benignos ou malignos).

Articulação temporomandibular e músculos da mastigação

Examinar: sensibilidade, sons articulares, distância máxima de abertura e movimentos da mandíbula. Considerações: dor, crepitação, estalido, trismo ou desvios quando

abertura ou fecho pode sugerir disfunção muscular, inflamação ou desarranjo da articulação interna, neoplasia, traumatismo, artrite, luxação, anquilose ou artrose.

Glândula parótida

Examinar: anatomia e caraterísticas da superfície. Glândula de leite para avaliar a clareza, consistência e quantidade de secreção.

Considerações: aumento, nódulos e dor.

Seios nasais

Examinar: palpação e teste de percussão.

Considerações: sinusite e referência a molares maxilares e

dor nos pré-molares.

Pescoço

Examinar: inspeção visual e palpação.

Considerações: aumento da tiroide; distensão da veia jugular, uso de músculos acessórios da respiração; linfadenopatia, pulsações fortes (hipertensão ou tirotoxicose); e pulso expansivo (aneurisma).

Respiração

Examinar: halitose.

Considerações: má higiene, doença periodontal, cáries,

sinusite crónica, gengivoestomatite necrosante aguda (GANU), língua peluda ou revestida, doenças sistémicas (diabetes, ureia, doença respiratória superior) e factores externos (álcool, drogas, alho).

Avaliação dos tecidos moles e da boca seca

Os lábios e os cantos da boca são normalmente examinados em primeiro lugar para detetar alterações da mucosa (úlceras, eritroplasia, leucoplasia, lesões exofíticas), áreas de inchaço ou aumento e evidência de queilite actínica (alterações degenerativas, especialmente no vermelhão do lábio inferior). Os cantos da boca podem apresentar inflamação e vermelhidão, um aspeto crostoso ou fissuras caraterísticas da queilite angular (frequentemente associada a deficiências nutricionais, perda de dimensão vertical, extensão de infecções orais bacterianas ou fúngicas, sialorreia e hábitos locais). Herpes simplex, carcinomas de células escamosas, traumatismos, cancros e pigmentação sistémica associada à doença de Addison e à síndrome de Peutz-Jeghers são todos achados atípicos.

A utilização prolongada de corticosteróides, antibióticos e agentes citotóxicos pode estar associada à presença de infeção oportunista por Candida albicans. Estas lesões são tipicamente placas macias, brancas e ligeiramente elevadas, não fixas, mas podem também ser áreas de eritroplasia.

As superfícies dorsal, ventral e lateral da língua (que é manuseada com um quadrado de gaze) devem ser cuidadosamente inspeccionadas quanto a tamanho, cor, papilas, revestimentos, lesões e tremores ou movimentos atípicos. O pavimento da boca e as estruturas contíguas também devem ser examinados e palpados. Os locais mais frequentes de cancro oral na população dos Estados Unidos (representando mais de metade dos carcinomas intra-orais) são o bordo lateral e a base da língua.

A secura da boca também deve ser notada quando a língua e as estruturas adjacentes são examinadas. Os adultos mais velhos apresentam frequentemente uma redução aguda ou crónica do fluxo salivar. É fácil identificar se a saliva se encontra ausente ou presente durante o exame. A secura generalizada e um aspeto de tecido vermelho, pálido ou atrófico, bem como uma língua fissurada ou inflamada desprovida de papilas, podem indicar uma boca seca.

Questões a saber sobre problemas salivares.

1 Do you have difficulty swallowing food?
2 Are fluids necessary to help you swallow dry food?
3 Is your mouth dry when eating?
4 Does it seem as if the amount of saliva in your mouth is too little most of the time?

Perda de estrutura dentária

A atrição (desgaste oclusal), a erosão e a abrasão (factores de fricção não oclusais) e a consequente perda de estrutura dentária são muito prevalentes nos idosos. Aproximadamente 75% dos idosos examinados que vivem num estudo comunitário tinham pelo menos um dente com todo o esmalte incisal ou oclusal perdido por atrito, e 4% tinham pelo menos um dente desgastado até à gengiva [32]. A abrasão resultou numa perda notável de estrutura dentária em 30% dos participantes. As fracturas dentárias, as áreas significativas de abrasão e atrito, bem como a perda dentária induzida quimicamente (erosão) devem ser assinaladas durante o exame.

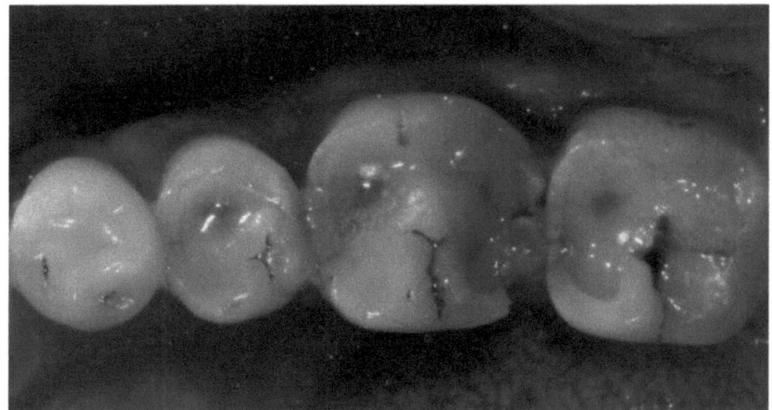

cáries e restaurações

Tanto as cáries coronárias como as radiculares são prevalentes nos adultos mais velhos. A identificação destas lesões cariosas é efectuada através de um exame clínico e radiográfico cuidadoso. O diagnóstico da lesão franca (cavitação grosseira) é geralmente bastante fácil. No entanto, na ausência de confirmação radiográfica, as lesões incipientes nas superfícies proximais não acessíveis ao exame visual-tátil direto são mais difíceis de identificar. Um processo de cárie ativo não pode ser confirmado apenas pela presença de pigmentação ou mancha.

As lesões de fossas e fissuras coronais devem ser registadas quando o explorador fica preso nas ranhuras e quando a captura é acompanhada de suavidade na base da área e no esmalte adjacente ou de opacidade indicativa de desmineralização ou enfraquecimento. A evidência de suavidade, que se obtém raspando o esmalte com um explorador, deve ser registada em lesões de superfície lisa, para além da inspeção visual da desmineralização (lesão branca ou descalcificação). Nas superfícies proximais, deve ser identificada uma descontinuidade do esmalte com suavidade confirmada pelo explorador. As lesões proximais anteriores podem ser detectadas por transiluminação. As restaurações falhadas (restaurações com defeitos marginais ou fracturas que podem ou não estar associadas a cáries) e as superfícies não restauradas são causas relativamente iguais de lesões coronais e interproximais.

A cárie radicular é normalmente encontrada em superfícies radiculares virgens expostas por recessão gengival, mas também pode aparecer adjacente a restaurações anteriores. As superfícies vestibular e proximal são os locais mais comuns para lesões de cárie radicular, que geralmente se desenvolvem coronalmente à margem gengival atual. A bolsa gengival é o local de apenas algumas lesões. Estas lesões de cárie radicular subgengivais podem estar localizadas próximo da inflamação gengival marginal. Elas podem aparecer inicialmente como pequenas lesões redondas que se espalham lateralmente e coalescem para formar um colar em torno do dente. Estas lesões minam o esmalte, criando uma saliência, mas não afectam diretamente o esmalte exterior. A fratura do esmalte é facilitada por lesões mais avançadas, o que dá a impressão de que a cárie se desenvolveu tanto na raiz como na parte coronal do dente. Tais lesões são frequentemente encontradas sob acumulações moderadas a pesadas de placa bacteriana e muito menos frequentemente sob depósitos de cálculo.

O periodonto

A doença periodontal grave em pessoas idosas dentadas é provavelmente menos comum do que se poderia supor. O tratamento periodontal conservador a longo prazo pode manter os dentes com uma perda apreciável dos tecidos de suporte. Vários parâmetros devem ser considerados e registados num exame periodontal completo. Estes incluem a localização e o grau de hemorragia e inflamação gengival, bem como a acumulação de placa bacteriana e de cálculo associada (ligeira, moderada ou intensa). O posicionamento relativo dos dentes oponentes e proximais, bem como o contacto proximal inadequado e as relações da crista marginal, devem ser examinados e registados. Estas áreas podem ser identificadas pela impactação de alimentos. Todos os restantes dentes devem ser registados utilizando 6-8 sondagens periodontais por dente para detetar bolsas, bem como recessão para calcular a perda de inserção periodontal. A mobilidade dos dentes anteriores pode ser testada colocando as pegas do espelho dentário nas superfícies lingual e vestibular para transmitir uma força direcional alternada. A deslocação vertical é provocada por pressão na superfície oclusal ou incisal. Pode ser utilizada uma foice grande para exercer força direcional para avaliar os dentes posteriores.

A perda óssea com envolvimento de bifurcação ou trifurcação com dentes multirradiculares também deve ser registada.

As classificações são:

(a) Incipiente - perda óssea ligeira;

(b) Classe 1 - perda óssea definitiva;

(c) Classe 2 - perda óssea moderada a grave que se estende profundamente sob o dente; e

(d) Classe 3 - até ao fim, ou seja, perda óssea muito grave que se estende de uma entrada de furca para outra.

Crista alveolar

As alterações ósseas alveolares extensas são comuns em pessoas idosas parcial ou totalmente desdentadas. A perda de altura da crista alveolar mandibular pode aproximar-se de 1 cm. O médico dentista deve determinar e registar as caraterísticas do rebordo alveolar, incluindo a forma, o tamanho, a integridade da mucosa alveolar, as tuberosidades, a distância interarcos e o grau de reabsorção óssea associado à perda de dentes. A intervenção cirúrgica necessária pode ser determinada a partir desta informação, e as futuras alterações dos tecidos moles e duros e o prognóstico da prótese podem ser previstos.

Auxiliares de diagnóstico

A avaliação radiográfica é um dos instrumentos de diagnóstico mais importantes na avaliação oral (Caixa). As radiografias são de grande valor na identificação de cáries, lesões periapicais, doença periodontal e lesões intra-ósseas, quando associadas ao exame clínico e à anamnese. As radiografias também ajudam na avaliação do seio maxilar, na avaliação pré-protética, na identificação de traumatismos e na deteção de outras anomalias. Pode ser difícil reconhecer cáries recorrentes ou secundárias em adultos mais velhos porque as restaurações radiopacas podem mascarar novas lesões. É necessária uma angulação vertical correta para obter radiografias de diagnóstico. A aparência de uma radio-lucência mal definida pode identificar cáries radiculares. O burnout cervical pode ocasionalmente ser mal interpretado como cárie cementária, sendo necessário um exame clínico preciso em caso de dúvida. A visualização radiográfica da polpa é importante na identificação de calcificações, evidência de reabsorção, lesões periapicais e diminuição do tamanho da câmara. A evidência de doença periodontal crónica (reabsorção do osso alveolar nas superfícies distal e mesial) e de trauma oclusal (espessamento do espaço do ligamento periodontal) também pode ser visualizada radiograficamente.

Instrumentos de avaliação para o exame oral.

Caries	Periodontal disease	Oral pathology
Visual: pigmentation; stain; caries indicator solution	Visual: recession; bone loss	Visual: size; shape; colour; pain, bleeding, 3D location
Explorer examination	Palpation: tooth mobility	Palpation
Radiographs	Periodontal probing	Oral exfoliative cytology
Transillumination	Radiographs	Biopsy: excisional; incisional; fine needle aspiration; toluidine blue staining
Pulp testing: thermal; electric	Laboratory testing: microbiological bacterial and inflammatory marker tests (e.g. CRP, IL1β, TNFα)	Oral candidiasis cultures
Laboratory testing: microbiological caries activity tests (bacterial) Salivary flow evaluation		

PLANEAMENTO DE TRATAMENTOS PARA PACIENTES GERIÁTRICOS

O planeamento do tratamento é um "processo complexo que deve incluir uma consideração franca das alternativas de tratamento que proporcionarão o máximo benefício ao doente". Esta definição de planeamento do tratamento como um processo é um conceito particularmente importante no tratamento de doentes dentários geriátricos. Apresentar-se-á uma miríade de escolhas e consequências e a decisão quanto à melhor abordagem deve ser tomada em consonância com os desejos e o consentimento dos doentes. Além disso, os doentes dentários geriátricos são complexos e devem ser avaliados física, mental, farmacológica, funcional e socialmente. Por conseguinte, é essencial recolher e processar uma vasta gama de informações relacionadas com o doente. Todas as decisões tomadas podem exigir a contribuição de várias fontes. Assim, o planeamento do tratamento no doente geriátrico é idealmente "um processo social que inclui o dentista, o doente e, por vezes, outros membros da família e seguradoras

Embora um doente geriátrico possa ser mais velho e mais complexo, os seus interesses podem ser os mesmos que os dos doentes da população em geral. No entanto, os interesses dos doentes geriátricos são muitas vezes complicados por uma variedade de factores exclusivos da população geriátrica.

A prática da medicina dentária geriátrica é diferente da prestação de cuidados na prática tradicional Seis questões que diferenciam a medicina dentária geriátrica da prática tradicional da medicina dentária incluem o seguinte .

1 A população tem idade igual ou superior a 65 anos.

2 Oitenta e seis por cento desta população tem pelo menos uma doença grave

doença crónica, mais frequentemente artrite, osteoporose, doença cardiovascular, cancro, doença neurológica, diabetes, doença mental e doença respiratória.

3 Polifarmácia - o doente geriátrico consome habitualmente várias receitas diariamente.

4 Vinte por cento desta população sofre de disfunção cognitiva ou de depressão.

5. A população geriátrica sofre frequentemente de deficiências físicas que podem afetar a sua capacidade de cumprir as instruções.

6 Os efeitos combinados das perturbações físicas, psicológicas e mentais confundem a capacidade do dentista para planear e executar o tratamento dentário.

Fundamentos da planificação dos tratamentos para os idosos

O paciente mais fácil de planear o tratamento é aquele que tem um bom QI dentário, compreende as suas opções, é cumpridor, segue as instruções, mantém as suas consultas e é um participante ativo e eficaz nos seus próprios cuidados. Além disso, este paciente tem capacidade financeira para permitir a seleção das melhores soluções para os seus problemas e não tem problemas físicos, mentais ou médicos que interfiram na execução e prestação de cuidados. Estes pacientes são os pacientes mais fáceis de tratar numa clínica dentária e, em geral, recebem os melhores cuidados possíveis. Os planos de tratamento destes pacientes podem ser ideais e é possível concentrar-se na prestação de cuidados dentários óptimos, conforme necessário.

Os desafios entram no processo de planeamento do tratamento à medida que se avança para a direita e para baixo na tabela seguinte. Considerando cada categoria por ordem, ao tratar um doente com um historial médico significativo, as dificuldades centram-se na forma como a sua saúde médica afecta a capacidade de tolerar os procedimentos dentários planeados e a prestação dos cuidados planeados. Quais são os riscos associados ao tratamento, a qualquer nível, para este doente? A Classificação do Estado Físico de Risco da Sociedade Americana de Anestesiologistas (ASA) é uma ferramenta valiosa para classificar o estado de saúde de um doente e pode servir de guia para determinar até que ponto este tolerará os procedimentos médicos e dentários.

Tabela Dimensões críticas para o planeamento e prestação de cuidados dentários em idosos (American Society of Anesthesiologists (ASA)

Health concerns	Financial concerns	Mobility- ability to get around	Independence	Mental status	Dexterity
None ASA 1	None	Driving	Able to make independent decisions	Clear	No issue
Mild ASA 2	Concerned	Dependent on others	Requires assistance and input of partner or family	Forgetful, difficulty following oral and written instructions	Limited problems
Major ASA 3	Major consideration	House bound or bedridden Nursing home	Medical proxy	Confused and reliant on others for care	Significant problems to dependence on others
ASA 4	At risk of loss of life	Hospital Nursing home Hospice	Medical proxy	Unresponsive, unable to participate in decision making	Dependent on others

QUADRO Cuidados dentários por classificação ASA

ASA classification	Definition	Expectations	Examples	Dental care alterations
ASA I	No systemic condition; a normal health individual that can undergo routine care.	Any routine dental care can be provided that the patient understands and for which they can give consent.	Healthy individuals with little to no dental anxiety.	No alterations to care.
ASA II	Mild to moderate systemic condition and/or a significant health risk factor	Medically stable person that may have a medical condition that is not incapacitating, nor limits activities BP 159/99	Well controlled non insulin-dependent diabetes, controlled epilepsy or patients with well controlled hyperthyroid or hypothyroid disorders or well controlled asthmatics. A patient that may be pregnant, or have a drug allergy or other active allergies. A patient with greater level of anxiety. Smokers.	Address the anxiety issues. Make sure the patient's medical condition is controlled.
ASA III	Severe systemic condition, not incapacitating but limits activity.	Stable angina pectoris. Status post myocardial infarction >6 months with no residual signs and symptoms. Status post cerebrovascular accident >6 months with no residual signs and symptoms. Well controlled insulin-dependent diabetes (IDDM). Congestive heart failure (CHF) with orthopnea and ankle oedema. Chronic obstructive pulmonary disease (COPD). Exercise induced asthma. Less well-controlled epilepsy. Hyperthyroid or hypothyroid disorders who are symptomatic. Adult blood pressure between 160 to 179 torr systolic and/or 100 to 109 torr diastolic	Patient with angina, congestive heart failure, hypertension.	Epinephrine use in L.A. is contraindicated. Use semi sitting position during treatment. Short appointments. Treat early in the morning. Best after a good night's sleep.
			Osteoarthritis, chronic respiratory disease, colostomy	Late morning so that they have had time to limber up, cleared their lungs and had an opportunity to use the toilet after breakfast.
			Diabetic patients, hypoglycemic	Midmorning appointments when insulin not at a peak.
			Angina, CV disease	Short morning appointments, nitroglycerine at hand. Adequate anaesthesia to reduce stress.
ASA IV	Severe systemic condition, incapacitating, limited activity	Debilitating systemic disease(s) that immobilizes them and is a constant threat to life. Usually, these patients have more than one distressing symptom or disabling signal that occur at rest or during normal activity.	Unstable angina pectoris (preinfarction angina). Myocardial infarction within the past 6 months. CVA within the past 6 months. Adult blood pressure greater than 200 torr and/or 115 torr. Severe CHF or COPD (requiring O_2 supplementation and/or confined to wheelchair). Uncontrolled epilepsy (with history of hospitalization). Uncontrolled insulin-dependent diabetes (with history of hospitalization).	Elective dental care should be postponed until the patient's medical condition has improved to at least an ASA III classification.
ASA V	Moribund, not expected to live.	Hospitalized or hospice patient in their final days.	Emergency care to improve the patient's comfort during this time if possible.	

Utilizar provas para avaliar alternativas

A filosofia de que o tratamento deve ser baseado em provas, realista e o mínimo necessário para otimizar a saúde oral, a estética e a função deve orientar o dentista. O tratamento deve poder ser mantido pelos nossos pacientes. Estas filosofias, juntamente com os nossos princípios éticos, devem estar presentes nas nossas mentes enquanto realizamos os passos práticos que conduzirão a um plano adequado de terapia dentária.

Dados e diagnósticos exactos são elementos-chave para um planeamento eficaz do tratamento

O planeamento do tratamento começa com a recolha de dados objectivos e precisos, uma entrevista exaustiva ao doente, com especial atenção ao seu estado de saúde, nível de ansiedade e necessidade de considerações especiais. Muitos doentes idosos pedem para permanecer de pé na cadeira e podem pressagiar ideias antiquadas de que a medicina dentária é efectuada sem anestesia. É importante avaliar a sua capacidade de funcionar na vida, de comer e obter uma ideia da quantidade e variedade de alimentos consumidos. A avaliação deve ser feita a partir do que é dito pelo doente, bem como do que não é articulado pelo doente. A octogenária citada anteriormente não via qualquer problema com o consumo de líquidos e não lhe ocorreu que os efeitos diuréticos do café e do álcool estavam a contribuir para a sua desidratação que, por sua vez, estava a causar problemas sistémicos e cognitivos. Perguntas cuidadosas e profundas forneceram pistas sobre um estilo de vida que era prejudicial à sua saúde geral e à sua longevidade enquanto pessoa ativa, funcional e autónoma.

O historial médico é essencial para determinar o bem-estar e o nível de risco do doente. Perguntar sobre a última hospitalização do doente, o motivo do internamento e a sua última visita a um médico de cuidados primários dá uma ideia do nível de cuidados médicos necessários e da sua capacidade de aceder a esses cuidados. O doente tem um médico e tem acesso a cuidados médicos? O nome do médico do doente também é uma informação importante a enumerar e, quando necessário, devem ser obtidas informações de contacto quando for necessária uma avaliação formal do estado clínico do doente.

A dada altura da entrevista com o doente, o dentista tem de avaliar a capacidade mental, o estado psicológico, os meios financeiros e as capacidades funcionais do doente.

O doente apresenta-se frequentemente com uma queixa específica ou uma série de problemas que consideramos a "queixa principal". É necessário ouvir atentamente a descrição do problema, dos problemas ou das preocupações, para que se possa iniciar um diagnóstico diferencial mental e para que se possa fazer a seleção correta do(s) teste(s) de diagnóstico para esclarecer melhor a causa das preocupações. O doente exprime frequentemente certos desejos e vontades. Deve prestar-se especial atenção a estas comunicações, uma vez que muitas vezes fornecem pistas sobre outras preocupações não expressas.

O exame extra-oral e intra-oral do doente deve especificar os achados dentários dos tecidos duros e moles, bem como os achados não associados à medicina dentária. Por exemplo, um sinal, uma lesão não cicatrizada ou uma área pigmentada que possa parecer suspeita e exigir uma consulta médica, cirúrgica ou dermatológica. Muitas vezes, estas condições não apresentam sintomas e são ignoradas pelo doente.

O plano

A educação dentária leva-nos a pensar primeiro em termos de um plano de terapia ideal. Assim, normalmente, abordamos o processo de decisão de um ponto de vista técnico. O objetivo de um plano de tratamento ideal é o melhor prognóstico dentário sem ter em conta os factores modificadores. Quando se trata de um paciente idoso, os factores de modificação são geralmente significativos e devem fazer parte do processo de planeamento.

O planeamento do tratamento é mais difícil quando não há conhecimentos suficientes sobre os possíveis resultados das várias opções de tratamento. Quando a situação de um idoso é complexa e existe incerteza quanto aos resultados das várias opções, é difícil identificar uma resposta definitiva. Embora nos esforcemos por obter o melhor prognóstico e previsibilidade, sem clareza, que opções temos?

Para ajudar a obter clareza, tenha em mente os seguintes factores dos doentes:

1 Atitude e motivação do doente. O doente vê a necessidade

O paciente está preparado para o tratamento e quer submeter-se ao que é necessário para obter os resultados? O paciente vê algum valor na conclusão do tratamento? O paciente dará o seu consentimento? Ele é capaz de dar o seu consentimento? O doente tem os recursos necessários para prosseguir este tratamento?

2 Preocupações com a saúde do doente. Existem problemas de saúde que afectem as decisões de tratamento? Uma pessoa saudável com potencial de longevidade será necessariamente abordada de forma diferente de uma pessoa com doença terminal.

3 Como é que o tratamento irá afetar a qualidade de vida do doente? É provável que o tratamento melhore a qualidade de vida do doente de forma positiva ou o custo da terapia em termos de stress, desconforto e financeiros será superior ao potencial benefício?

4 O paciente consegue manter a sua higiene oral? O paciente tem as capacidades motoras, a acuidade visual e a capacidade cognitiva para cuidar da sua boca e do tratamento dentário planeado?

5 Qual é a probabilidade de um resultado indesejável na execução da terapia? Qual é a possibilidade de um resultado iatrogénico na tentativa de realizar a terapia, quer em termos de resultado dentário, quer em termos de um evento adverso na saúde ou na qualidade de vida do paciente?

6 Qual é o prognóstico da terapia proposta? O que acontecerá se não for efectuado qualquer tratamento? Qual é o pior cenário possível?

7 que competências tem o dentista? qual é a sua experiência com este tipo de problema? O equipamento e os materiais necessários para efetuar a terapia proposta estão disponíveis e fazem parte da base de conhecimentos do prestador?

Em seguida, temos de considerar os factores relacionados com a oralidade

1 qual é o problema?

2 porque é que isso aconteceu?

3 Qual é a gravidade do estado? Qual é o grau de doença dentária e/ou periodontal? Se se tratar de um dente, qual é o grau de cárie? É restaurável? Tem um abcesso?

4 Qual é o estado geral da saúde oral? Qual é a capacidade de manter a higiene oral?

5 Qual é a importância do dente para a capacidade funcional do paciente? Qual é a importância do dente para a oclusão do paciente?

6 Qual é o risco de cárie ou outra doença ou a experiência do paciente?

A etapa seguinte consiste em abordar o plano terapêutico de forma sistemática. Uma vez identificados os problemas do paciente, diagnosticados e selecionada uma resolução, é altura de organizar e pôr em prática.

1 Diagnosis and emergency
2 Stabilization
3 Terminal
4 Recall and re-evaluation

A fase inicial do processo de planeamento foi discutida e pode ser descrita como a recolha de dados e a etapa de diagnóstico no planeamento do tratamento de um doente. Uma vez identificados os problemas, é necessário estabelecer prioridades. As condições urgentes que necessitam de atenção imediata serão tratadas em primeiro lugar. Podem ser consideradas uma emergência quando o doente tem dores ou apresenta uma infeção. Estas condições requerem atenção ao agente causador da dor ou da infeção, particularmente quando a infeção é tão grave que causa delírio ou alterações cognitivas.

A segunda fase de um plano de tratamento envolveria os procedimentos que estabilizariam o estado oral do paciente. Os objectivos desta fase são corrigir as entidades activas da doença para que não progridam, e completar as terapias iniciais que influenciam o tratamento definitivo proposto. Nesta altura, é também fundamental avaliar o controlo dos factores ambientais por parte do paciente, a sua capacidade e vontade de participar na sua manutenção. A higiene oral é avaliada; são feitos esforços para mostrar ao doente como deve ser melhorada para otimizar a saúde oral. Os esforços de cuidados domiciliários podem ser complementados com aconselhamento dietético e aplicações de flúor, conforme adequado.

A terceira fase de um plano de tratamento é a fase terminal ou de reabilitação. O objetivo desta fase é completar os procedimentos de tratamento definitivos que irão restaurar a condição oral para uma saúde e função óptimas. Recorde-se que, no caso do doente geriátrico, esta definição inclui os factores do doente discutidos anteriormente.

Por fim, há uma fase do plano de tratamento que ocorre tipicamente na conclusão de todo o tratamento, mas que deve estar em constante consideração durante a execução de todas as fases do plano de tratamento. Esta quarta fase seria a avaliação externa ou avaliação da eficácia do tratamento e das soluções para os problemas, a recordação e a manutenção. O objetivo desta fase é avaliar o sucesso da terapia, avaliar as razões do insucesso, caso ocorram, e reforçar a manutenção adequada do paciente.

Tratamento

O doente dentado apresentará necessidades que são comuns a todos os doentes de todas as idades e terá condições que são especificamente comuns aos idosos. Quando lidamos com pacientes em geral, e não apenas com os idosos, nós, como dentistas, temos certas abordagens mecânicas aos problemas que os pacientes apresentam.

Quando o paciente está dentado, a abordagem típica é restaurar os dentes de volta à sua forma e função. Se estivermos a lidar com lesões de cárie, a nossa abordagem e o material selecionado serão ditados pelas superfícies envolvidas e pela profundidade da cárie. Sempre que possível, colocaremos um material de restauração direta adequado. Se o dano devido a cárie ou perda de estrutura dentária for extenso, as nossas escolhas podem ser uma abordagem de restauração indireta para atingir o objetivo de devolver a forma e a função ao dente.

A terapia endodôntica entre os idosos é mais suscetível de ser complicada pela esclerose pulpar. O grupo populacional geriátrico exige que consideremos a adequação de qualquer uma destas terapias no contexto do que é o melhor interesse do paciente e qual será o benefício que ele obterá ao aceitar estas terapias.

PATOLOGIA E TRATAMENTO DAS DOENÇAS DA POLPA

Os dentes desempenham funções diárias num ambiente agressivo e não se pode esperar que passem pela vida sem alterações. Algumas destas alterações podem ser vistas como fisiológicas, afectando cada um de nós à medida que envelhecemos de forma saudável, enquanto outras podem ser desencadeadas ou aceleradas por episódios de trauma, doença dentária e tratamento. As reacções podem ainda ser moduladas pela capacidade de resposta dos tecidos envelhecidos e previamente lesionados, e pelos efeitos da doença sistémica e da terapia. A doença endodôntica está a aumentar em muitas populações fortemente restauradas e os desafios criados por alterações como a "calcificação" da polpa podem ser significativos para os dentistas, uma vez que estes procuram preservar os dentes dos seus pacientes mais velhos na prática.

Alterações relacionadas com a idade no complexo dentina/polpa

Antes de considerar quaisquer caraterísticas do envelhecimento da dentina e da polpa, é importante enfatizar a sua estreita relação anatómica e funcional (Figura). A dentina e a polpa não devem ser vistas como entidades discretas, mas como um complexo inter-relacionado, onde as alterações que afectam uma podem ter uma influência significativa na outra. Poucas alterações relacionadas com a idade são possíveis sem uma polpa funcional, cujos componentes fluidos e celulares se estendem até à dentina e orquestram as suas respostas. A dentina, por sua vez, oferece apoio e proteção física ao tecido mole da polpa que, de outra forma, seria extremamente doloroso, frágil e vulnerável a lesões.

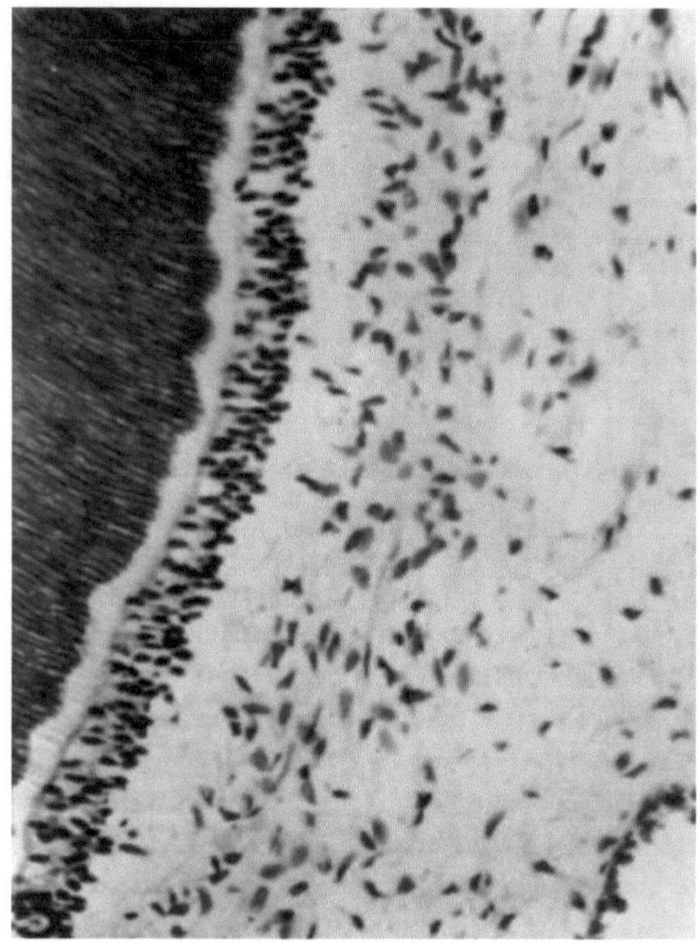

Secção de parafina da interface dentina-polpa coronal. Podem ser reconhecidas a dentina, a pré-dentina (não corada), a camada de odontoblastos, a zona livre de células e a zona rica em células (possivelmente contendo células indiferenciadas) (×100)

Alterações fisiológicas da idade

Formação dos dentes

Os dentes irrompem na boca antes de estarem completamente formados. A deposição de dentina primária continua durante os primeiros 2-3 anos pós-eruptivos, culminando num dente com comprimento radicular, arquitetura apical e espessura da parede maduros. O momento exato em que os dentes estão "completamente formados" é difícil de definir clinicamente, mas, histologicamente, a demarcação entre a dentina primária e a dentina secundária e terciária subsequentemente depositadas pode ser marcada por alterações no alinhamento, densidade e organização tubulares

Deposição de dentina secundária

Os odontoblastos primários responsáveis pela formação do dente têm a capacidade de continuar a depositar dentina ao longo da vida, recuando concentricamente e diminuindo o volume pulpar ao fazê-lo. A dentina secundária é o termo dado à dentina depositada em continuidade com a dentina primária após a formação completa do dente. Embora a taxa e a extensão da deposição possam diferir consideravelmente de pessoa para pessoa, a sua aquisição é considerada como uma alteração fisiológica da idade [Solheim, T. (1992) Amount of secondary dentin as an indicator of age. Scandinavian Journal of Dental Research, 100,193-199], em vez de uma resposta a estímulos externos.

Foi observada uma secreção acelerada em alguns grupos, como os doentes transplantados renais que tomam doses elevadas de corticosteróides [Nasstrom, K., Moller, B. & Petersson, A. (1993) Effect on human teeth of renal transplantation: a postmortem study. Scandina- vian Journal of Dental Research, 101, 202-209], embora o mecanismo não tenha sido totalmente elucidado.

A dentina secundária não se deposita uniformemente, sendo geralmente mais espessa no teto e no pavimento das câmaras pulpares dos molares (Figura). Em dentes anteriores, a câmara pulpar coronal pode ser completamente obliterada à medida que os odontoblastos migram apical e centralmente. As alterações podem ser menos pronunciadas nas zonas apicais dos canais radiculares, onde os canais radiculares podem permanecer largos até à velhice [Gani, O. & Visvisian, C. (1999) Apical canal diameter in the first upper molar at various ages. Journal of Endodontics, 25, 689-691].

A deposição de dentina secundária pode ser benéfica, reduzindo a vulnerabilidade dos cornos pulpares a lesões patológicas, traumáticas e iatrogénicas. No entanto, a dentina mais espessa e o volume pulpar reduzido podem complicar o diagnóstico pulpar e o acesso para o tratamento do canal radicular, se este for necessário.

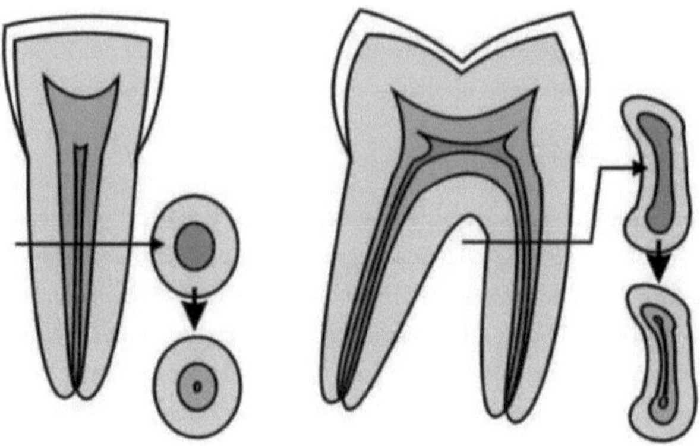

Ilustração diagramática da deposição de dentina secundária em dentes anteriores e posteriores. As secções mostram a deposição concêntrica de dentina secundária nas raízes.

Dentina peritubular fisiológica

Os processos odontoblásticos estendem-se por aproximadamente um terço da distância entre a câmara pulpar e a junção amelo/cemenodentinária(25). Mais perifericamente, os túbulos dentinários dos dentes envelhecidos são progressivamente obliterados por dentina peritubular hipermineralizada, referida por alguns como dentina "intratubular" [26]. A dentina coronal adquire dentina peritubular, mas as alterações são mais pronunciadas no terço apical da raiz. A dentina translúcida resultante avança coronalmente com a idade e o exame de secções de dentes triturados é um método utilizado por cientistas forenses para envelhecer restos humanos [27]. A obliteração completa dos túbulos na coroa não é vista até a idade avançada.

Não é claro se as alterações fisiológicas têm algum efeito significativo na dureza da dentina e na sua resistência à fratura relacionada com a idade. No entanto, se combinada com preparações cavitárias grandes e minadas e restaurações concentradoras de tensão, a dentina velha e hipermineralizada pode ser mais frágil e vulnerável à propagação de fissuras do que o tecido mais jovem [28].

Alterações fisiológicas da polpa

É menos fácil definir as mudanças de idade na polpa que são inteiramente de natureza fisiológica. Um exemplo notável é a perda programada (apoptose) de odontoblastos durante o desenvolvimento do dente, presumivelmente para evitar a superlotação de células à medida que elas convergem para uma área cada vez menor [29, 30].

A deterioração relacionada com a idade resulta dos processos intrínsecos da vida, do impacto de factores externos e de doenças associadas à idade [31]. Na polpa dentária, a redução da celularidade e da vascularização, com um aumento concomitante da fibrose, podem ser caraterísticas-chave. Todos estes factores podem diminuir a capacidade do complexo dentina/polpa envelhecida para se defender e reparar após uma lesão. Os efeitos do envelhecimento sobre a lesão e a resposta da polpa serão considerados mais adiante.

Respostas do complexo dentina/polpa à lesão

Deposição de dentina terciária

À medida que a vida avança, a dentina pode ser exposta à boca por recessão gengival, cárie, desgaste dentário, fratura ou cirurgia dentária. Os túbulos dentinários abertos por estes processos ligam-se diretamente à polpa e deixam-na vulnerável a irritações e lesões; os desafios microbianos são de longe os mais graves [32]. A dentina terciária é depositada nas extremidades pulpares dos túbulos abertos e, ao contrário da dentina secundária, é uma resposta localizada ao insulto externo. A dentina terciária é menos organizada e menos tubular do que a dentina secundária, e a sua relativa impermeabilidade pode ser uma caraterística chave do seu papel defensivo.

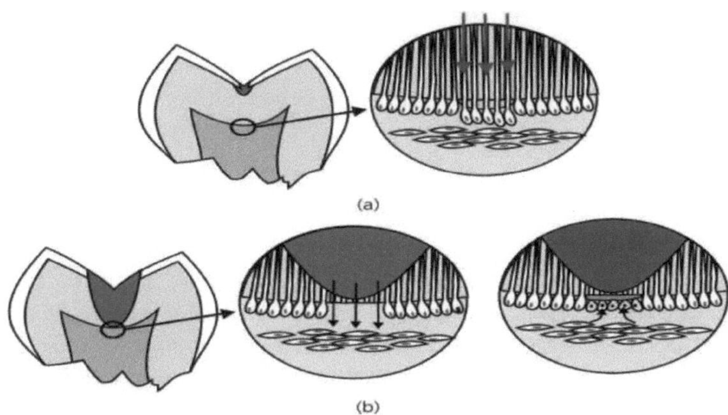

Deposição de dentina terciária, a) A regulação positiva dos odontoblastos primários pelos componentes da matriz de dentina libertados pela cárie dentária resulta na deposição de dentina terciária reactiva, b) A morte de odontoblastos por uma lesão cariosa profunda resulta na migração e diferenciação de células estaminais em células semelhantes a odontoblastos com a deposição de dentina terciária reparadora.

Se a lesão for leve (por exemplo, lesão cariosa precoce), com um grande número de odontoblastos primários sobreviventes, a deposição de dentina terciária é descrita como reacionária [Figura 16.3 (a)]. Se, por outro lado, o insulto for severo (por exemplo, exposição pulpar franca) e matar um grande número de odontoblastos primários, células indiferenciadas, provavelmente provenientes de reservas de células estaminais adultas da polpa [34

35], devem migrar para a periferia da polpa e formar células semelhantes a odontoblastos para a deposição de dentina reparadora terciária [Figura 16.3 (b)],

Embora a deposição de dentina terciária não seja cronológica, é provável que os dentes de pessoas mais velhas tenham sofrido mais episódios de insulto do que os de pessoas mais jovens, e a acumulação de tais depósitos é provavelmente mais pronunciada nos idosos.

A acumulação de depósitos mineralizados também pode aumentar nos túbulos dentinários expostos à boca ou afectados por cáries. Não só a deposição de dentina peritubular pode ser aumentada, mas a deposição de cristais de hidroxiapatita e whitlockite [36] pode ser notada, no caso de cárie, pela reprecipitação de minerais dissolvidos. Estes raramente são suficientes para tornar a dentina afetada totalmente impermeável e a polpa totalmente protegida.

Envelhecimento do tecido pulpar

A polpa dentária é um tecido conectivo mole bem perfundido e ricamente inervado, contendo feixes de colagénio e fibroblastos,

células imunocompetentes e indiferenciadas [37]. Os odontoblastos dispostos na sua periferia são pós-mitóticos e incapazes de se renovarem, mas, desde que se mantenham viáveis, conservam a sua atividade secretora ao longo da vida. Sem essas células, a dentina é incapaz de montar as respostas descritas anteriormente que, acima de tudo, procuram impedir o acesso de microorganismos e suas toxinas à polpa. Respostas adicionais incluem a saída do fluido tubular da dentina para diluir os irritantes e a concentração de IgG e outras proteínas derivadas do soro, como a albumina e o fibrinogénio, dentro dos túbulos dentinários para diminuir o fluxo de entrada de irritantes e antigénios estranhos [38].

A entrada de microrganismos e das suas toxinas no complexo dentina/polpa provoca respostas inflamatórias e imunitárias locais protectoras [39], mas estas respostas e qualquer organização subsequente dos tecidos após a lesão podem resultar em morte celular e cicatrizes nos tecidos moles. A hemorragia intrapulpar após o trauma também pode resultar em danos celulares e cicatrizes.

As principais alterações associadas à idade incluem uma redução global da vascularização, da celularidade e da inervação [40], com um aumento concomitante da fibrose.

Uma redução na vascularização é suscetível de comprometer todas as funções do complexo dentina/polpa, incluindo a sua capacidade de responder a lesões e de se envolver numa manutenção eficaz. Isto pode ser ainda mais comprometido pelas deficiências circulatórias da diabetes instável [41], embora as alterações relacionadas com o tabagismo na vascularização da polpa e a suscetibilidade à degradação não tenham sido estabelecidas [42].

A redução da celularidade pode incluir tanto a perda de odontoblastos como a redução do número e da atividade das células estaminais, comprometendo a capacidade da polpa para se envolver na deposição de dentina terciária após uma lesão significativa [43]. Da mesma forma, a inervação reduzida pode não só diminuir os sintomas pulpares e complicar o diagnóstico, mas também prejudicar as respostas defensivas, muitas das quais se acredita serem mediadas, pelo menos em parte, por mecanismos neurogénicos [44].

Em suma, a capacidade reparadora do complexo dentina/polpa parece ser dependente do envelhecimento [45].

Embora muito raros, foram relatados cancros primários e metastáticos na polpa dentária [46, 47]. Tem sido postulado que tais tumores que se expandem num espaço confinado geralmente resultam em sinais e sintomas de pulpite, que mais cedo ou mais tarde serão tratados por tratamento de canal radicular ou extração [48].

Calcificação interna da polpa

As polpas envelhecidas contêm frequentemente inclusões mineralizadas. Na câmara pulpar coronal, estes dentículos ou "cálculos pulpares" têm geralmente uma forma esferoidal, situando-se inteiramente no interior do tecido mole ou ligados por dentina secundária ou terciária ao pavimento ou às paredes da câmara pulpar (Figura). Os dentículos verdadeiros são compostos por tecido semelhante à dentina, enquanto que os dentículos falsos são frequentemente translúcidos e vítreos, com uma estrutura Iamelada criada por camadas sucessivas de mineralização e podem ser semeados à volta de células, fibras e vasos sanguíneos degenerados em polpas envelhecidas [49].

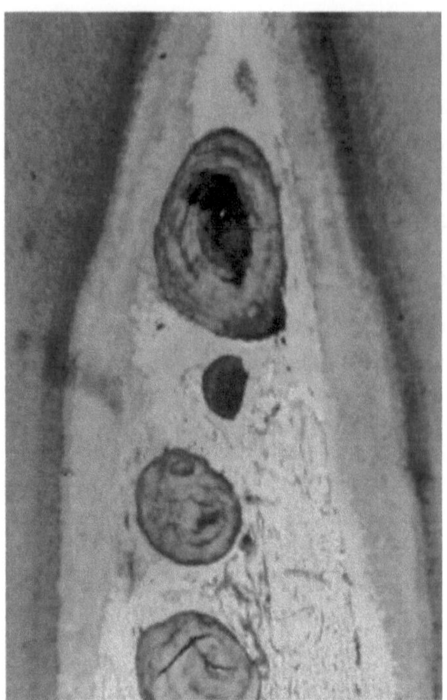

Secção de parafina da polpa coronal de um incisivo de um indivíduo de 54 anos de idade mostrando o desenvolvimento de cálculos pulpares.

Os cálculos pulpares deste tipo estendem-se a distâncias variáveis nos canais radiculares, onde as inclusões mineralizadas assumem geralmente uma distribuição linear, com áreas de calcificação longitudinal que se crê estarem novamente semeadas em torno de células, fibras e vasos degenerados.

A patogénese destas inclusões mineralizadas permanece pouco clara. Embora tenham sido tradicionalmente consideradas como caraterísticas de polpas velhas e degeneradas, a sua presença pode ser notada em até 46% das pessoas com 17-35 anos de idade [50]. Os relatórios também sugeriram uma base hereditária e não patológica para o seu desenvolvimento [51]. Foi mesmo postulada uma correlação com ateromas calcificados e risco de doença cardiovascular [52].

A presença de cálculos pulpares não tem significado patológico comprovado, e a mineralização do espaço pulpar não é certamente uma justificação para o tratamento eletivo do canal radicular. Se forem extensos, a sua presença pode, no entanto, alertar o clínico para as dificuldades de diagnóstico pulpar e de entrada no espaço pulpar para o tratamento do canal radicular, caso este seja necessário.

Alterações do cimento

Embora as alterações do cemento não sejam diretamente relevantes para a polpa envelhecida, o cemento engrossa em torno dos ápices dos dentes envelhecidos [53], apresentando desafios para a determinação precisa do comprimento de trabalho durante o tratamento do canal radicular.

O dente envelhecido com compósito é mostrado na Figura

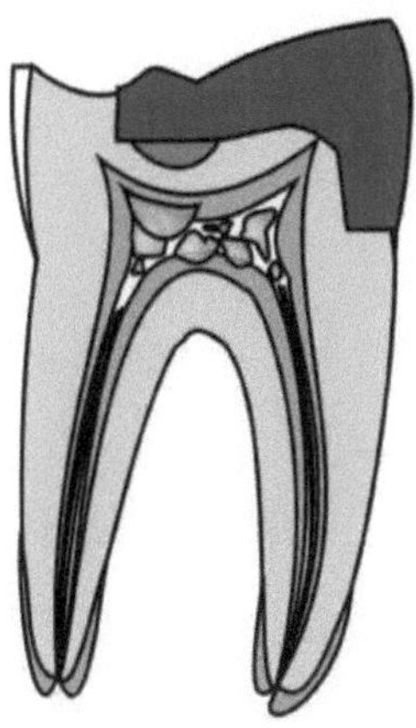

O dente envelhecido com compósito, exibindo alterações fisiológicas da idade e alterações em resposta a insultos externos, incluindo desgaste dentário e restauração coronal. As alterações ilustradas incluem a deposição de dentina secundária e terciária, cálculos pulpares, calcificações lineares nos canais radiculares e hipercementose.

Desafios clínicos do dente envelhecido

Tendo delineado as principais alterações associadas à idade no complexo dentina/polpa, será agora considerado o impacto que estas podem ter na prática clínica.

Ao fazê-lo, deve notar-se que os desafios endodônticos dos dentes "velhos" não são necessariamente cronológicos; a mineralização acelerada e avançada pode ser observada em dentes jovens após o trauma [54], enquanto algumas polpas permanecem grandes e jovens em anos avançados (Figura).

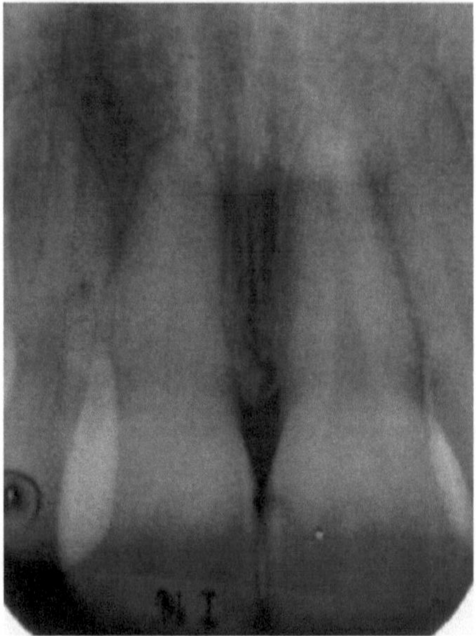

Polpas velhas e novas em dentes adjacentes após trauma. A polpa no incisivo central direito parece totalmente obliterada com depósitos mineralizados, enquanto o dente à esquerda do paciente parece não ter sido afetado.

Sintomas da polpa e padrões de reação

Os livros didácticos de endodontia contêm descrições de sintomas clássicos associados à lesão pulpar e ao colapso [55]. Estes variam desde a dor aguda, transitória e provocada termicamente da hipersensibilidade cervical e da pulpite reversível até à dor intensa, persistente e não provocada da pulpite irreversível. Parece, no entanto, que muitas polpas que sucumbem depois de uma vida inteira de pequenos insultos cumulativos, os sintomas são poucos ou nenhuns [56].

Da mesma forma, o processo de diagnóstico pulpar através da provocação de respostas a desafios térmicos ou eléctricos pode estar comprometido nas polpas mineralizadas, pouco inervadas e fibrosadas dos dentes antigos. Os problemas são frequentemente agravados por restaurações grandes, não metálicas ou coroas de cerâmica de cobertura total. A incapacidade de provocar uma resposta de sensibilidade pulpar nunca deve ser vista isoladamente como evidência de necrose pulpar e, da mesma forma, a ausência de sintomas pulpares relatados não deve levar os clínicos à crença complacente de que tudo está bem. Um desafio térmico mais significativo, como o uso de gelo seco a -56 a -98°C, pode ajudar em casos de incerteza [57]. Mesmo com esses métodos, alterações não uniformes nas polpas de dentes comprometidos podem dar respostas enganosas. É sempre necessária vigilância, reconhecendo que o diagnóstico pulpar na dentição envelhecida pode ser tanto uma arte quanto uma ciência.

Os dentes fissurados são comuns em populações fortemente restauradas [58] e devem ser sempre considerados em casos de dor invulgar relacionada com a mastigação ou induzida termicamente. Para além dos testes de sensibilidade pulpar habituais, os dentes potencialmente fissurados devem ser sujeitos a um exame periodontal cuidadoso para identificar defeitos de sondagem profundos localizados e a um exame da oclusão, incluindo o encravamento diferencial das cúspides, que classicamente provoca dor quando se liberta a pressão mastigatória. Outras estratégias incluem a remoção da restauração e a coloração ou transiluminação.

(Figura para identificar fracturas até então não visíveis)

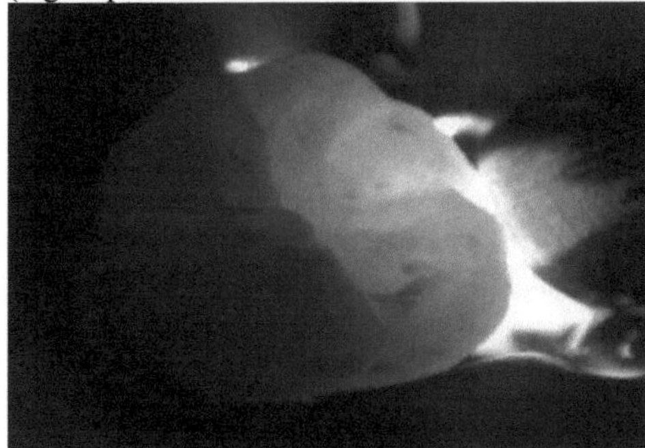

A transiluminação com uma unidade de fotopolimerização simples identifica uma fratura mesiodistal num molar inferior não restaurado anteriormente.

Procedimentos dentários operatórios

Os tecidos bem perfundidos são frequentemente capazes de se curar a si próprios após uma lesão. Após uma vida inteira de lesões e reparações, as polpas mal perfundidas, fibrosadas e com reduzida celularidade podem ter uma capacidade de cicatrização reduzida e podem não responder bem se se esperar demasiado delas. As pesquisas sugerem que até 20% dos dentes coroados sofrerão uma rutura pulpar nas décadas após a cimentação da coroa [59], e o conceito de "polpa stressada" foi reconhecido há muito tempo [60]. Isto não é uma justificação para desvitalizar eletivamente todos os dentes muito restaurados ou "velhos" antes de serem preparados para coroas e pontes, mas é necessário ter cuidado, especialmente se a entrada posterior para o tratamento do canal radicular enfraquecer catastroficamente o dente ou a restauração remanescente, ou apresentar riscos reais de complicações iatrogénicas, como a perfuração.

A degradação pulpar tardia pode não ser anunciada por sintomas agudos e a resposta pode ser lenta e assintomática até ao aparecimento de um seio de descarga crónico ou de desconforto ao morder.

Gestão de cáries

Poucos estudos relataram os méritos relativos da escavação completa ou parcial da cárie nos idosos, embora pareça haver um movimento em direção à escavação parcial da cárie e o reconhecimento da espessura da dentina remanescente como um determinante chave da sobrevivência da polpa [61]. É concebível que a regulação positiva dos odontoblastos primários para criar dentina terciária reactiva possa ser uma perspetiva mais realista do que depender da diferenciação de células estaminais e da dentinogénese terciária reparadora em dentes velhos. Muitas questões permanecem sem resposta, mas continuam a existir desafios na gestão de dentes velhos que apresentam cáries recorrentes extensas, na superfície das raízes ou associadas à radiação. Não se sabe se a qualidade e o volume do fluido tubular da dentina são suficientes para remineralizar a dentina alterada deixada nas profundezas de uma cavidade para evitar a exposição da polpa. No entanto, continua a trabalhar-se em métodos de desinfeção de camadas profundas de dentina cariada infetada, promovendo a remineralização ou endurecendo artificialmente a dentina afetada com materiais como resinas contendo antimicrobianos [37].

Capeamento da polpa e pulpotomia

O capeamento pulpar direto após a escavação de cáries profundas permanece controverso [62] e não deve ser considerado como um procedimento previsível nos idosos [63]. Outras terapias pulpares vitais, como a pulpotomia, não têm uma base de evidência estabelecida nos idosos e devem ser consideradas experimentais. Podem ser justificadas para evitar o tratamento do canal radicular ou a extração apenas com uma discussão adequada dos riscos e com consentimento informado.

Para o futuro, existe uma intensa atividade de investigação em torno do potencial de engenharia de tecidos na polpa lesionada, semeando células ou aumentando a atividade das células estaminais [64], melhorando a angiogénese e a perfusão e promovendo as actividades de outros grupos de células da polpa por meios moleculares [65]. Ao mesmo tempo, prosseguem os esforços para desenvolver materiais "inteligentes" capazes de promover a atividade celular, ou de criar um ambiente selado e livre de micróbios, no qual mesmo as polpas velhas e comprometidas poderão ser capazes de se tratar a si próprias. Os cimentos de silicato de cálcio baseados em Agregado de Trióxido Mineral oferecem alguma esperança justificável a este respeito [66].

Quebra da polpa e dentes velhos

A triste realidade é que a doença dentária e o seu tratamento habitual continuam a matar as polpas, com o colapso pulpar e a periodontite apical a aumentar em populações envelhecidas e fortemente restauradas [67]. As estimativas sugerem que 62% das pessoas com mais de 60 anos têm pelo menos um dente com periodontite apical de origem pulpar [68]. Os riscos da infeção pulpar e da periodontite apical podem ser agudos, em termos de surto imprevisível, ou crónicos, com a ameaça potencial de consequências sistémicas em debate renovado [69].

Apesar de muitos idosos albergarem polpas não vitais e infectadas sem compromisso aparente, estas condições e as suas possíveis consequências não devem ser banalizadas ou ignoradas.

Tratamento do canal radicular

O tratamento do canal radicular é uma forma legítima e previsível de ajudar os pacientes idosos a preservar os dentes comprometidos pela polpa. Os riscos emergentes de extração dentária em pacientes que tomam medicamentos bifosfonatos [70] acrescentam uma dimensão adicional ao caso da preservação dos dentes através do tratamento de canal.

O tratamento bem-sucedido do canal radicular restaura a saúde dos tecidos perirradiculares afectados e deve ser o primeiro passo no tratamento de dentes com lesões periodontais significativas em que a polpa não é vital [71].

Por vezes, o tratamento eletivo do canal radicular de um dente com uma polpa saudável é indicado num contexto mais amplo de cuidados de restauração. Exemplos incluem a preparação de dentes como pilares de overdenture ou antes da amputação da raiz num dente com destruição periodontal avançada e localizada (Figura 16.8).

Muitos dentistas receiam a perspetiva de tratamento do canal radicular em dentes "velhos" e "calcificados". A etiologia básica da doença endodôntica é a infeção microbiana do sistema pulpar, quer o paciente tenha 9 ou 90 anos. De igual modo, os princípios de um tratamento bem sucedido são os mesmos, e a cura deve ser antecipada se o tratamento for conduzido com atenção ao controlo da infeção.

Acesso à câmara pulpar

Os principais perigos incluem não conseguir descobrir o espaço pulpar, deixar uma infeção por tratar ou causar danos iatrogénicos, como enfraquecer ou perfurar o dente de forma grosseira.

O alinhamento e rotação do dente devem ser examinados clinicamente, especialmente em dentes com grandes restaurações plásticas ou coroas que podem ser mal contornadas, ou deliberadamente construídas para compensar a deriva, inclinação ou rotação do dente subjacente. Deve-se considerar seriamente a remoção de rotina de restaurações coronárias para avaliar corretamente a capacidade de restauração, fissuras, cáries ou outros compromissos [72].

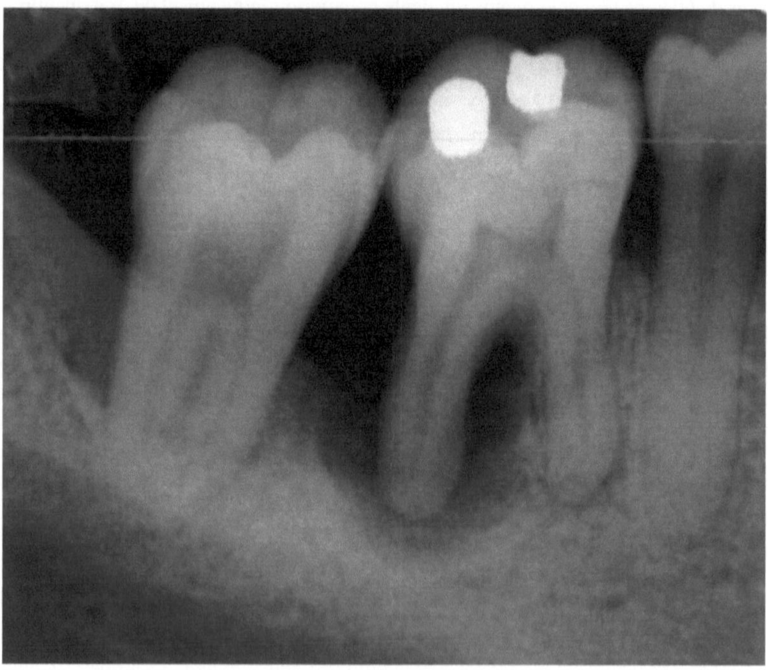

Molar inferior periodontalmente comprometido, programado para tratamento eletivo do canal radicular antes da amputação da raiz distal. Fonte: Dr. Geoffrey Sharpe, Dubai London Clinic. Reproduzido com a autorização do Dr. Geoffrey Sharpe.

Os dentes enfraquecidos podem beneficiar de uma redução das cúspides e da aplicação de uma banda ortodôntica ou de um anel de cobre para dar apoio e facilitar o isolamento do dique de borracha.

As radiografias de boa qualidade devem ser inspeccionadas com ampliação para avaliar o volume da câmara pulpar, a localização, a forma, as inclusões mineralizadas e o número e localização dos canais radiculares. As polpas que parecem desaparecer subitamente a meio da raiz estão normalmente a dividir-se em dois ou mais canais em vez de desaparecerem devido a obliteração calcificada.

É um erro comum pensar que as cavidades de acesso em geral, e aquelas em dentes "velhos", "calcificados", exigirão o uso de brocas longas para a localização da polpa. Na realidade, a câmara pulpar pode geralmente ser alcançada com brocas de comprimento padrão, e a orientação contra uma radiografia não distorcida mostra quando a entrada deve ser esperada (Figura 16.9). Se a câmara for pequena ou estiver cheia de cálculos pulpares, a "queda" satisfatória da broca não será notada à medida que se entra na câmara, e são necessárias verificações constantes para controlar a profundidade e o alinhamento do corte.

O acesso à polpa deve ser delineado de acordo com os desenhos clássicos dos livros de texto [73], embora a extensão lateral possa ser mais conservadora se a polpa tiver recuado centralmente. Embora a preservação do tecido dentário seja um princípio importante, é insensato reagir excessivamente e preparar através de um "buraco de rato" que impede uma boa visualização das pistas anatómicas que podem orientar o operador para uma entrada segura.

As ferramentas de ampliação, desde a mais simples das lupas até ao microscópio operatório, são essenciais para uma entrada segura e conservadora; um espelho de vidro frontal também melhora a qualidade da imagem.

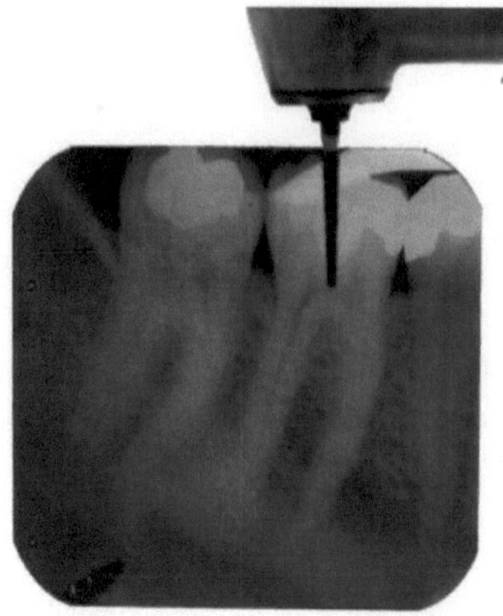

Figura 16.9 A orientação de uma broca de comprimento padrão contra a imagem não distorcida de um molar 'calcificado' mostra que é capaz de alcançar a câmara. A utilização de uma broca mais comprida pode provocar um corte excessivo e uma perfuração.

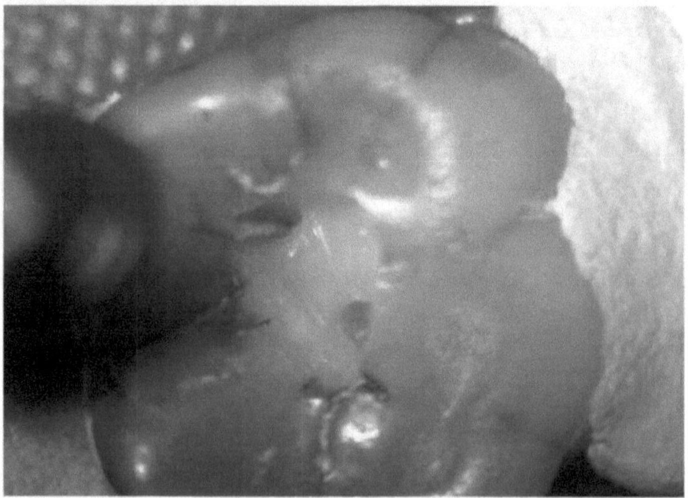

Figura 16.10 Lima endodôntica entrando numa punção através do teto da câmara pulpar. Os pavimentos das câmaras pulpares são geralmente mais escuros do que as paredes da

cavidade de acesso e têm linhas de desenvolvimento que ligam as entradas dos canais. O teto da câmara pulpar deve ser removido com uma broca ou ponta ultra-sónica adequada.

O interior de qualquer câmara pulpar é relativamente escuro em comparação com a dentina sobrejacente e circundante, e as punções através do teto da câmara pulpar não devem ser confundidas com as entradas do canal radicular (Figura 16.10). Os tectos da câmara pulpar podem ser removidos com segurança com brocas redondas de haste longa, brocas não cortantes ou pontas de corte acionadas por potentes unidades ultra-sónicas piezoeléctricas. Deve-se ter cuidado com esses dispositivos para evitar o sobreaquecimento ou queima dos tecidos [74].
Os cálculos pulpares têm muitas vezes uma translucidez vítrea e uma coloração cinzenta/verde bastante distinta das paredes ou do pavimento da câmara [Figura 16.11 (a)]. Estão frequentemente separados por bandas de tecido mole que permitem a sua desagregação e remoção com uma sonda ou escavadora. A ferramenta mais eficaz é uma ponta de ultra-sons bem irrigada, que fragmenta o material e o lava antes de ter a oportunidade de cair nos canais e de os bloquear.

O pavimento da câmara é normalmente identificado como uma estrutura escura e abobadada com uma série de linhas de desenvolvimento, que actuam como um "mapa rodoviário" para guiar o operador observador para as entradas do canal [Figura 16.11 (b)].

Por vezes, as massas de material firmemente aderido permanecem no fundo da câmara. Se estiverem bem fixadas e não comprometerem a localização da anatomia interna, podem permanecer.

Identificação do canal

Nos dentes multirradiculares, as entradas dos canais encontram-se nas extremidades da câmara pulpar, no ponto em que o assoalho escuro encontra as paredes mais claras. Em muitos dentes, como os molares mandibulares e pré-molares maxilares, as entradas dos canais situam-se equidistantemente a partir de uma linha traçada mesiodistalmente através do assoalho da câmara [75].

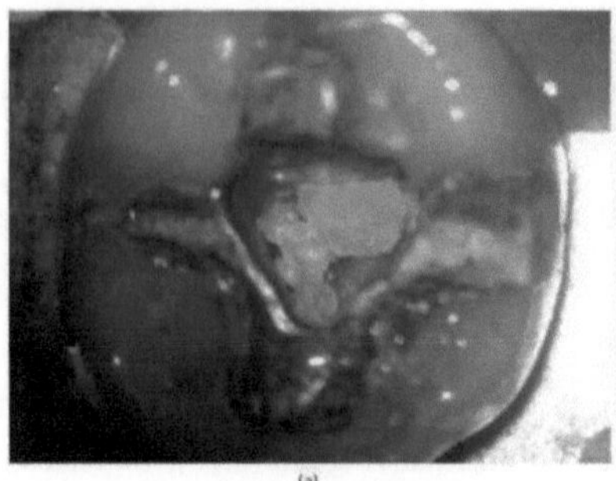
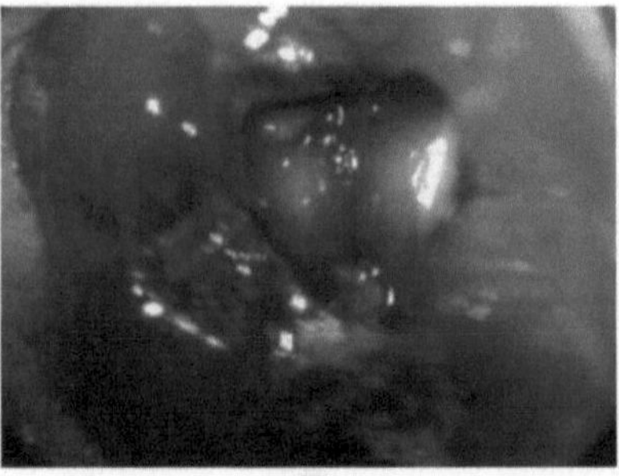

(a) (b)

a) Remoção de cálculos pulpares de uma câmara pulpar de um molar, b) A remoção de cálculos pulpares revela um pavimento escuro, abobadado e fissurado da câmara pulpar. As entradas dos canais serão confirmadas através de uma sondagem firme com uma sonda de canal DG16 antes de entrar com limas pequenas.

Em dentes com uma única raiz, o único local onde o canal radicular pode ser localizado é no centro da raiz. É importante manter a orientação do eixo longo vestibularmente e mesiodistalmente. Uma boa luz e ampliação são novamente de valor inestimável para identificar caraterísticas como a junção entre a dentina primária e secundária/terciária, que pode ser seguida dos cornos pulpares apicalmente à medida que as entradas do canal são perseguidas. Nas massas de dentina, as pistas podem ser apresentadas por diferenças subtis na cor ou translucidez do tecido.

As entradas suspeitas do canal devem ser sondadas firmemente com uma sonda forte e de ponta afiada, como um explorador endodôntico DG16. A menos que a sonda se fixe positivamente, com resistência à retirada, não há caminho a seguir com limas de qualquer tamanho, e qualquer esforço para "lutar" com instrumentos manuais ou rotativos resultará, na melhor das hipóteses, em danos frustrantes nos instrumentos, uma vez que estes se dobram numa parede inexpugnável de dentina ou depósitos mineralizados.

Se não for observado nenhum "pau", o tecido duro deve ser cuidadosamente removido sob ampliação com uma broca de pescoço de ganso longa e de haste estreita ou com uma ponta de corte ultra-sónica fina. A escavação deve ser pontuada por uma sondagem adicional para detetar pontos de aderência que podem ser seguidos com limas. As escavações podem progredir profundamente antes de ser encontrado um canal negociável e a orientação deve ser constantemente verificada, tanto visual como radiograficamente. Por vezes, é sensato abandonar as escavações e recorrer a um especialista se os esforços iniciais não forem bem sucedidos.

Negociação e alargamento do canal

Os canais são mais bem tratados com limas manuais de aço inoxidável pequenas (tamanho 06-15), que são progressivamente avançadas com movimentos de "corda de relógio" e de "apanha". O movimento de "corda de relógio" envolve a rotação do cabo da lima no sentido dos ponteiros do relógio/anti-horário entre o primeiro dedo e o polegar com muito pouca pressão apical. Este movimento permite que o instrumento avance para o interior do canal, mas deve ter-se o cuidado de evitar que se introduza tão profundamente que possa ficar danificado ou fraturar ao ser retirado. O movimento de rotação do relógio é, por isso, pontuado por movimentos de "picking", que envolvem uma tração periódica do instrumento para o libertar do canal, removendo os detritos à medida que o faz. O processo é facilitado pela utilização de uma pasta lubrificante, como sabão medicamentoso ou um produto à base de EDTA. Outras ajudas incluem movimentos de raspagem periódicos e de baixa amplitude à volta das paredes do canal ou a dilatação precoce das entradas do canal através de um passo atrás com instrumentos pequenos ou a utilização criteriosa de instrumentos rotativos cónicos

instrumentos para remover interferências na extremidade coronal do canal. Os canais geralmente se recuperam rapidamente quando as interferências coronais são removidas (Figura 16.12).

As limas para negociação necessitam frequentemente de algum grau de "acionamento" e muitas têm pontas relativamente afiadas e eixos de aço mais rígidos do que o habitual. As limas mais curtas, de 21 mm, são geralmente mais rígidas do que os instrumentos de 25 ou 31 mm e avançam com maior facilidade.

A resistência a um maior avanço apical pode ser sentida como "apertada" ou "solta". A resistência apertada é aquela em que a corda do relógio resulta numa sensação de resistência à retirada. Isto significa normalmente que o instrumento está preso nalguma parte do canal e que ainda há progresso a fazer. A abertura precoce da parte coronal do canal pode ser útil para facilitar um progresso mais profundo.

A resistência solta ocorre quando o instrumento avança para uma obstrução sólida e não se nota qualquer sensação de aderência ao retirar o instrumento. Os dentistas normalmente racionalizam este facto como "calcificação apical". Pode ser uma acumulação de detritos, mas muitas vezes a causa é uma curvatura profunda do canal.

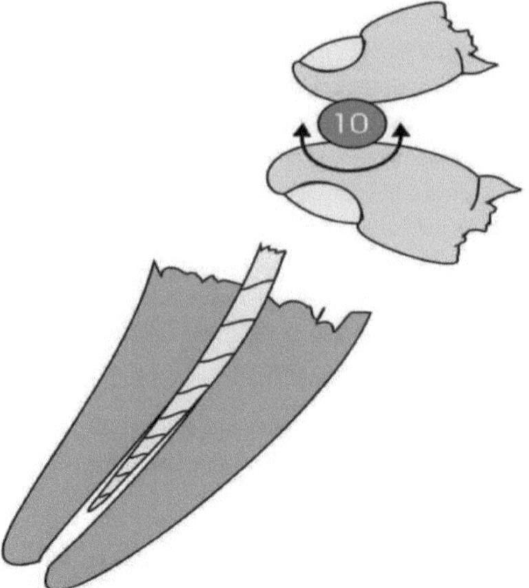

Figura 16.12 Movimento de relógio para negociação do canal. Muitas vezes, a interferência é mais coronal do que o esperado, uma vez que o instrumento cónico fica preso num canal estreito. O alargamento coronal do paciente liberta frequentemente a interferência e permite um rápido progresso apical.

As limas devem ser cuidadosamente curvadas nos seus 2-3 mm apicais e percorridas à volta das paredes do canal para procurar um caminho a seguir. Este pode ser novamente um ponto apertado e pegajoso que é negociado como anteriormente, ou um canal aberto que é facilmente seguido. O caminho verdadeiro deve ser consolidado através de movimentos de limagem ligeiros e de baixa amplitude, de cima para baixo, durante vários segundos, antes de remover o instrumento. Os localizadores apicais electrónicos contemporâneos são considerados seguros em pacientes com pacemakers/cardioversores/desfibrilhadores cardíacos [76] e são ferramentas inestimáveis para indicar o progresso e alertar para a presença de perfurações em qualquer fase do processo. As perfurações, especialmente aquelas na câmara pulpar ou na parte coronal do canal, devem ser seladas sem demora, idealmente com um cimento de silicato de cálcio, como o Agregado de Trióxido Mineral [77].

Os desafios não se limitam aos canais "calcificados". Obstruções igualmente significativas podem ocorrer nos canais aparentemente largos de dentes "velhos", uma vez que a inserção de instrumentos pressiona apicalmente o tecido pulpar fibrosado. Os lubrificantes são novamente indicados para evitar esta situação, permitindo que as limas pequenas deslizem entre os feixes de fibras e as grandes massas de tecido pulpar devem ser removidas com brocas farpadas antes da entrada da lima.

Alargamento do canal

Tendo negociado os canais a todo o comprimento com a ajuda do localizador apical eletrónico e radiografias de confirmação, é habitual criar um caminho de deslizamento livre para o tamanho de instrumento 15 ou 20 antes do trabalho de moldagem do canal. Esta abertura inicial pode ser um desafio, especialmente na parte apical do canal, cujas paredes podem estar hipermineralizadas pelo progresso da deposição de dentina peritubular (dentina translúcida). Os problemas podem ser agravados pelo facto de o aumento do diâmetro do instrumento ser menos útil para limas de tamanho pequeno, sendo a ponta da lima de tamanho 15, por exemplo, 50% mais larga do que a da lima de tamanho 10. Muitos fabricantes produzem atualmente meios tamanhos, ou seja, 10, 12,5, 15, 17,5, 20, para ultrapassar este problema. As limas de tamanho pequeno devem ser consideradas descartáveis e nunca devem ser reinseridas se apresentarem sinais de danos.

Tratamento em curso

Após o desenvolvimento de uma trajetória de deslizamento suave, o tratamento do canal radicular pode prosseguir através de protocolos padrão [78]. Os resultados devem ser previsíveis se o tratamento tiver gerido adequadamente a infeção do espaço pulpar. A gestão da doença pós-tratamento está para além do âmbito desta descrição [79].

Restaurações bem planeadas e executadas são críticas para a sobrevivência dos dentes tratados com canais radiculares, especialmente aqueles com restaurações grandes anteriores e evidência de linhas de fissura ou fendas. As restaurações devem selar e fornecer uma proteção adequada da cúspide/ferrugem. Estas podem variar desde restaurações de amálgama ou compósito de cobertura da cúspide até coroas de cobertura parcial ou total.

Conclusões

• As alterações de idade no complexo dentina/polpa podem ser fisiológicas ou patológicas, resultantes de doença dentária ou sistémica e do seu tratamento.

• As alterações da idade podem complicar o diagnóstico das condições pulpares e comprometer a capacidade de defesa da polpa face a um novo insulto. Como em todos os dentes, as principais ameaças à sobrevivência da polpa são microbianas.

• A presença de calcificação pulpar e a ausência de resposta aos testes de sensibilidade não justificam a realização de um tratamento de canal sem mais provas de doença.

• Os dentes velhos geralmente não são bons candidatos para tratamentos de polpa vital.

• O tratamento do canal radicular pode apresentar desafios técnicos em dentes antigos, mas os desenvolvimentos na ampliação e na instrumentação simplificaram os cuidados.

• O tratamento do canal radicular e a restauração adequada podem previsivelmente salvar muitos dentes antigos da perda.

REFERÊNCIAS

1. Manjusha2016
2. Sonali Talwar et al. Endodontia geriátrica
3. Santosh Kumar Singh et al, geriatric endodontics : Journal of Orofacial Research, julho-setembro de 2013;3(3):191-196
4. Dr. Pallavi Gopeshetti, 2020, Cuidados geriátricos em restauração e endodontia. Considerações biológicas e aspetos do tratamento, Munique, GRIN Verlag
5. Dr. Vijin V Rajan, Dr. Vikas Jeph, Dr. Deepak Sharma, Dr. Manu Bansal, Dr. Mitali Jani. Consideração endodôntica em pacientes geriátricos. Int J Appl Dent Sci 2022;8(2):404-40
6. S. Ghosal et al. Clinical Epidemiology and Global Health 18 (2022) 101177 Alterações patológicas e fisiológicas em pacientes idosos.
7. Tratamento do canal radicular em pacientes idosos. Uma revisão e considerações clínicas, Mothanna K. AlRahabi, MSc, PhD.
8. Klein DR. Alterações dos tecidos moles orais em pacientes geriátricos. Bull N Y Acad Med 1980: 56: 721-727.
9. Holm-Pedersen P, Loe H. Wound healing in the gingiva of young and old individuals. ScandJDentRes 1971: 79: 40- 53.
10. Wolff A, Ship JA, Tylenda CA, Fox PC, Baum BJ. A aparência da mucosa oral mantém-se inalterada em pessoas saudáveis e de diferentes idades. Oral Surg Oral Med Oral Pathol 1991: 71: 569-572.

I ECarrard VC, Pires AS, Badauy CM, Rados PV, Lauxen IS, Sant'Ana Filho M. Efeitos do envelhecimento no epitélio da língua de rato com foco na taxa de proliferação celular e aspectos morfológicos. Bull Tokyo Dent Coll 2008: 49: 199-205.

1 2.Calhoun KH, Gibson B, Hartley L, Minton J, Hokanson JA. Age-related changes in oral sensation. Laryngoscope 1992:102: 109-116.

1 3.Shet RGK, Shetty SR, Kalavathi M, Kumar MN, YadavRD, Soumya S. Um estudo para avaliar a frequência e a associação de várias condições da mucosa entre pacientes geriátricos. J Contemp Dent Pract 2013: 14: 904910.

14. Squier CA. A permeabilidade da mucosa oral. Crit Rev Oral Biol Med 1991: 2: 13-32.
15. A boca envelhecida: diferenciar o envelhecimento normal da doença

1 6.Ship JA, Nolan NE, Puckett SA. Longitudinal analysis of parotid and submandibular salivary flow rates in healthy, different-aged adults. J Gerontol A Biol Sci Med Sci 1995: 50: M285-M289.

1 7.Percival RS, Challacombe SJ, Marsh PD. Flow rates of rest whole and stimulated parotid saliva in relation to age and gender. J Dent Res 1994: 73:1416-1420.

1 8.Smith CH, Boland B, Daureeawoo Y, Donaldson E, Small K, Tuomainen J. Efeito do envelhecimento no fluxo salivar estimulado em adultos. J Am Geriatr Soc

2013: 61: 805-808

19. Nagler RM. As glândulas salivares e o processo de envelhecimento: aspectos mecanicistas, estado de saúde e monitorização da eficácia medicinal. Biogerontologia 2004: 5: 223-233
20. Hjertstedt J, Bames SL, Sjostedt JM. Investigando o impacto de uma rotação de odontologia geriátrica baseada na comunidade sobre a literacia em saúde oral e higiene oral de adultos mais velhos. Gerodontologia 2014: 31: 296-307.
21. Wu AJ, Ship JA. Uma caraterização das taxas de fluxo das glândulas salivares principais na presença de medicamentos e doenças sistémicas. Oral Surg Oral Med OralPathol 1993: 76: 301-306.
22. Berkey, D.B. & Holtzman, J.M. (1987) Oral health. In: R. Ham (ed) Geriatric medicine annual 1987. pp. 222-236, Medical Economics Books, Oradell, NJ.
23. Keeler, E.B., Solomon, D.H., Beck, J.C., Mendenhall, R.C. & Kane, R.L. (1982) Effect of patient age on duration of medical encounters with physicians. Medical Care, 20, 1101-1108.
24. Lipsitz, L.A. (1989) Orthostatic hypotension in the elderly. New England Journal ofMedicine, 321, 952-957.
25. Goracci, G., Mori, G. & Baldi, M. (1999) Terminal end of the odontoblast process: a study using SEM and confocal microscopy. Clinical Oral Investigations, 3, 126-132.
26. Pashley, D. (2002) Complexo Pulpodentin. In: K.M. Harg- reaves & H.E. Goodis (eds), Seltzer and Bender's Dental Pulp, Ch. 4, pp. 63-93, Quintessence Publishing Co. Ltd, Chicago.
27. Amariti, M.L., Restori, M., De Ferrari, F., Paganelli, C., Faglia R. & Regani, G. (2000) Um procedimento histológico para determinar a idade dentária. Journal ofForensic Odonto-Stomatology, 18, 1-5.
28. Kinney, J.H., Nalla, R.K., Pople, J.A., Breunig, T.M. & Ritchie, R.0. (2005) Dentina radicular transparente relacionada com a idade: concentração mineral, tamanho dos cristais e propriedades mecânicas. Biomaterials, 26, 3363-3376.
29. Trowbridge, H.O. (2003) Pulp biology: progress during the past 25 years. Australian Endodontic Journal, 29, 5-12.
30. Franquin, J.C., Remasut, M., Abou Hashien, I. & Dejou, J. (1998) Immunohistochemical detection of apoptosis in human odonto- blasts. European Journal of Oral Science, 106(Suppl. 1), 384-387.
31. Masoro, E.J. (2003) Fisiologia do Envelhecimento. In: R.C. Tallis & H.M. Fillit (eds), Brocklehursfs textbook of Geriatric medicine and Gerontology, 6th edn, Ch. 9, pp. 91-100, Churchill Livingstone, Edinburgh.
32. Bergenholtz, G. (2000) Evidence for bacterial causation of adverse pulpal responses in resin-based dental restorations. Revisões Críticas em Biologia Oral

e Medicina, 11, 467-480.

3 3.Smith, A.J., Cassidy, N., Perry, H., Begue-Kim C., Ruch J.V. & Lesot H. (1995) Reactionary dentinogenesis. International Journal of Developmental Biology, 39, 273-280.

3 4.Smith, A.J., Tobias, R.S., Plant, G.C., Browne, R.M., Lesot, H. & Ruch, J.V. (1990) In vivo morphogenic activity of dentin matrix proteins. Journal deBiologie Buccale, 18, 123-129.

3 5.Sloan, A.J. & Smith, A.J. (2007) Stem cells and the dental pulp: potential roles in dentin degeneration and repair. Oral Diseases,13, 151-157.

36. Nicholson, J.W. (2006) Biologic Considerations (Considerações biológicas). In: J.B.Summitt, J.W. Robbins, T.J. Hilton & R.S. Schwartz (eds),Fundamentals of Operative Dentistry, A Contemporary Approach, 3rd edn, Ch. 1, pp. 1-36, Quintessence Publishing Co. Ltd, Chicago, IL.

37. Hahn, C.-L. & Liewehr, F.R. (2007) Respostas imunes inatas da polpa dentária à cárie. Journal ofEndodontics, 33, 643-651.

38. Trowbridge, H.O. (2002) Histologia da inflamação pulpar. Em: K.M. Hargreaves & H.E. Goodis (eds), Seltzer and Bender's Dental Pulp, Ch. 10, pp. 227-245, Quintessence Publishing Co. Ltd, Chicago, IL.

39. Fried, K. (1992) Alterações nos nervos pulpares com o envelhecimento. Actas da Sociedade Dentária Finlandesa, 88(Suppl. 1), 517-528.

40. Bender, I.B. & Bender, A.B. (2003) Diabetes mellitus e a polpa dentária. Journal ofEndodontics, 29, 383-389.

41. Duncan, H.F. & Pitt Ford, T.R. (2006) A potencial associação entre tabagismo e doença endodôntica. International Endodontic Journal, 39, 843-854.

42. Byers, M.R. & Narhi, M.V.0. (1999) Modelos de lesão dentária: ferramentas experimentais para compreender as interações ueuroinflamatórias e as funções polimodais dos nociceptores. Critical Reviews in Oral Biology & Medicine, 10,439.

43. Murray, P.E., About, I., Lumley, P.J., Franquin, J.C., Remusat, M. & Smith A.J. (2000) Human odontoblast cell numbers after dental injury. Journal of Dentistry, 28, 277-285.

44. Neuhaus, K.W. (2007) Teeth: malignant neoplasms in the dental pulp? Lancet Oncology, 8, 75-78.

4 5.Stefani, M. & Angiero, F. (2006) Dental pulp metastasis from oral squamous cell carcinoma: a case report and review of the litera- ture. Pathologica, 98, 48-52 (italiano).

46. Ranjitkar, S., Taylor, J.A. & Townsend G.C. (2002) A radiograph- ic assessment of the prevalence of pulp stones in Australians. Australian Dental Journal, 47, 36-40.

47. Edds, A.C., Walden, J.E., Scheetz, J.P., Goldsmith, L.J., Drisko, C.L. & Eleazor, P.D. (2005) Estudo piloto da correlação de cálculos pulpares com doenças cardiovasculares. Journal ofEndodontics, 31, 504-506.
4 8.Stein, T.J. & Corcoran, J.F. (1990) Anatomia do ápice radicular e suas alterações histológicas com a idade. Oral Surgery, Oral Medicine, Oral Pathology, 69, 238-242.
49. Amir, F.A., Gutmann, J.L. & Witherspoon, D.E. (2001) Calcific metamorphosis: a challenge in endodontic diagnosis and treatment. Quintessence International, 32, 447-455.
50. Berman, L.H. & Hartwell, G.R. (2011) Diagnóstico. In: K.M. Hargreaves & S. Cohen (eds), Cohen's Pathways of the Pulp, IOth edn, Ch. 1, pp. 2-39, Mosby/Elsevier, St Louis, MO.
51. Michaelson, P.L. & Holland G.R. (2002) A pulpite é dolorosa? International Endodontics Journal, 35, 829-832.
52. Roh, B.D. & Lee, Y.E. (2006) Análise de 154 casos de dentes com fissuras. Dental Traumatology, 22, 118-123.
53. Valderhaug, J., Jokstad, A., Ambjomsen, E. & Norheim, P.W. (1997) Assessment of the periapical and clinical status of crowned teeth over 25 years. Journal OfDentistry, 25, 97-105.
54. Abou-Rass, M. (1982) A condição de polpa stressada: um conceito de diagnóstico endodôntico-restaurador. Journal of Prosthetic Dentistry, 48, 264267.
55. Ricketts, D.N., Kidd, E.A., Innes, N. & Clarkson J. (2006) Remoção completa ou ultraconservadora de tecido cariado em dentes não obturados. Base de dados Cochrane de Revisões Sistemáticas, 9, 3:CD003808.
5 6.Imazato, S., Tay, F.R., Kaneshiro, A.V., Takahashi, Y. & Ebisu, S. (2007) Uma avaliação in vivo da capacidade de adesão de um sistema adesivo antibacteriano abrangente que incorpora MDPB. Dental Materials, 23, 170-176.
57. Bergenholtz, G. & Spângberg, L. (2004) Controversies in En- dodontics. Critical Reviews in Oral Biology & Medicine, 15, 99-114.
58. Auschill, TM., Arweiler, N.B., Hellwig, E., Zamani-Alaeei, A. & Sculean A. (2003) Success rate of direct pulp capping with calcium hydroxide. Schweizer Monatsschrift für Zahnmedizin, 113, 946-952.
59. Bergenholtz, G. (2005) Avanços desde o artigo de Zan- der e Glass (1949) sobre a procura de métodos de cura para exposições pulpares: perspectivas históricas. Oral Surgery, Oral Medicine, Oral Pathology, Oral Radiology and Endodontology, 100(2 Suppl.), S102-S108.
60. Parirokh, M. & Torabinejad, M. (2010) Agregado de trióxido mineral: uma revisão abrangente da literatura - Parte III: Aplicações clínicas, desvantagens e mecanismo de ação. Jornal de Endodontia, 36, 400413.

61. Bjomdal, L. & Reit, C. (2004) A frequência anual de obturações radiculares, extracções dentárias e procedimentos relacionados com a polpa em adultos dinamarqueses durante 19772003. International Endodontic Journal, 37, 782-788.
62. Eriksen, H.M., Kirkevang, L.-L. & Petersson, K. (2002) Endodontic epidemiology and treatment outcome: general considerations. Endodontic Topics, 2, 1-9.
63. Wu, M.-K., Dummer, P.M.H. & Wesselink, P.R. (2006) Con- sequências e estratégias para lidar com a infeção residual do canal radicular pós-tratamento. International Endodontic Journal, 39, 343-356.
64. Woo, S.B., Hellstein, J.W. & Kalmar, J.R. (2006) Narrative [corrected] review: bisphosphonates and osteonecrosis of thejaws. Annals of Internal Medicine, 144, 753-761.
65. Chen, S.Y., Wang, H.L. & Glickman, G.N. (1997) A influência do tratamento endodôntico na cicatrização de feridas periodontais. Jornal de Periodontologia Clínica, 24, 449-456.
66. Abbott, P.V. (2004) Avaliação de dentes restaurados com doenças pulpares e pe-riápicas quanto à presença de fissuras, cáries e roturas marginais. Australian Dental Journal, 49, 33-39.
67. Vertucci, F.J. & Haddix, J.E. (2011) Morfologia do dente e preparação da cavidade de acesso. Em: K.M. Hargreaves & S. Cohen (eds), Cohen's Pathways of the Pulp, IOth edn, Ch. 7, pp. 136-222, Mosby/Elsevier, St Louis, MO.
68. Gluskin, A.H., Ruddle, C.J. & Zinman, E.J. (2005) Injúria térmica através da transferência de calor intrarradicular utilizando dispositivos ultra-sónicos: precauções e estratégias preventivas práticas. Journal of the American Dental Association, 136, 1286-1293.
69. Vertucci, F.J. (2005) A morfologia do canal radicular e sua relação com os procedimentos endodônticos. Endodontic Topics, 10, 3-29.
70. Wilson, B.L., Broberg, C., Baumgartner, J.C., Harris, C. & Kron, J. (2006) Safety of electronic apex locators and pulp testers in patients with implanted cardiac pacemakers or CardioverterZdefibrillators. Jornal de Endodontia, 32, 847-852.
71. Main, C., Mirzayan, N., Shabahang, S. & Torabinejad, M. (2004) Reparação de perfurações radiculares utilizando agregado de trióxido mineral: um estudo a longo prazo. Journal OfEndodontics, 30, 80-83.
72. Peters, O.A. & Peters, C.I. (2011) Limpeza e modelação do sistema de canais radiculares. Em: K.M. Hargreaves & S. Cohen (eds), Cohen's Pathways of the Pulp, IOth edn, Ch. 9, pp. 283-348, Mosby/Elsevier, St Louis, MO
73. Barsh, L.I. (1981) Dental Treatment Planning for the Adult Patient, 152303, WB Saunders Company, Philadelphia, PA.

74. Ettinger, R. L., & Berkey, D.B. (1991). Planeamento do Tratamento para o Paciente Idoso. In: A. Papas & H. Chauncey (eds), Geriatric Dentistry Aging and Oral Health, pp. 126-137; Mosby, St. Louis, MO.

75. Hargreaves, K. (2007) Endodontics Colleagues for Excellence; Treatment Planning: Comparando o dente endodôntico restaurado e o implante dentário. Associação Americana de Endodontia].

76. Beck, J.D. & Hunt, R.J. (1985) Oral health status in the United States: problems of special patients. Journal ofDental Education, 49, 407-425.j)

77. Hunt, R.J. (1986) Necessidades de tratamento periodontal numa população idosa do Iowa. Gerodontia, 2, 24-27].

78. Berkovitz, B.K.B., Holland, G.R. e Moxham, B.J. (2002) Dentin. In: B.K.B. Berkovitz, G.R. Holland & B.J. Moxham (eds), Oral Anatomy, Histology and Embryology, 3rd edn, Ch. 9, pp. 125-148, Mosby, St Louis, MO.

79. Nanci, A. (2003) Complexo dentina-polpa, em: Nanci A (ed) Ten Cate's Oral Histology, 6th edn, Ch. 8, pp. 192-239, Mosby, St Louis, MO].

80. Mohammad, A.R. & Preshaw, P.M. (2003) Current Status of Pre- doctoral Geriatric Education in U.S. Dental Schools. Journal of Dental Education, 67, 509-514].

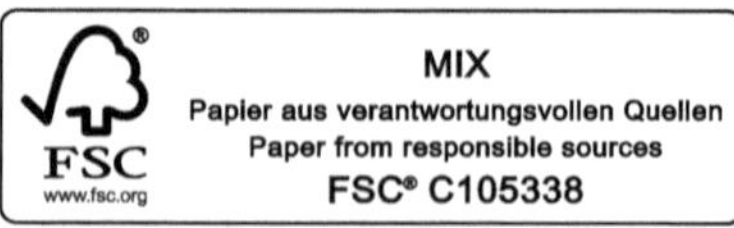

Printed by Books on Demand GmbH, Norderstedt / Germany